Santanu Ghosh
Anaga Mohan Chandra
Arnab Chattopadhyay

Estado nutricional e capacidade de desempenho físico das crianças

Santanu Ghosh
Anaga Mohan Chandra
Arnab Chattopadhyay

Estado nutricional e capacidade de desempenho físico das crianças

Nutrição e desempenho

ScienciaScripts

This book is a translation from the original published under ISBN 978-3-659-87752-0.

Publisher:
Sciencia Scripts
is a trademark of
Dodo Books Indian Ocean Ltd. and OmniScriptum S.R.L publishing group

120 High Road, East Finchley, London, N2 9ED, United Kingdom
Str. Armeneasca 28/1, office 1, Chisinau MD-2012, Republic of Moldova, Europe
Managing Directors: Ieva Konstantinova, Victoria Ursu
info@omniscriptum.com

Printed at: see last page
ISBN: 978-620-3-23045-1

Índice:

Capítulo 1
INTRODUÇÃO

O bom físico é apreciado em todo o mundo desde o início da nossa civilização, talvez mesmo antes dessa altura. Quando o ser humano não era civilizado, já nessa altura as pessoas com bom físico e força eram consideradas dignas de viver. Porque, nessa altura, era a *"sobrevivência do mais apto"*. Era a era da força. Para obterem o seu alimento, tinham de ser suficientemente fortes para arrebatarem a comida aos outros. Por isso, para viver, era necessário ter um bom físico nessa altura.

Com o desenvolvimento da civilização, a luta pela comida foi minimizada. No entanto, a importância da boa forma física era sempre apreciada. Os guerreiros eram venerados como heróis devido ao seu valor e glória, que eram alcançados no campo de batalha. Era aí que a boa forma física e o bom físico eram as únicas coisas a ter em conta. Uma pessoa fraca, ou seja, uma pessoa com mau físico, era tratada com piedade. Mesmo a pessoa com obesidade era considerada "boa para nada". Na Índia, até a noiva era conquistada através de testes que provavam a força e a eficiência dos vencedores. Até surgiram diferentes eventos desportivos, que se baseavam na força e na perícia. Assim, desde o início da raça humana, a importância da força foi compreendida.

Também na sociedade atual, o físico em forma é apreciado em todo o mundo. Mas, para avaliar em que medida o físico, a força e a condição física da atual geração de jovens de diferentes países, em todo o mundo, beneficiaram dos avanços da ciência e da tecnologia, temos de avaliar a situação dos jovens há dois séculos. Um livro intitulado *The Enlisting, Discharging and Pensioning of Soldiers During the Years 1790-1819*, publicado em 1839 por Henry Marshall, Inspetor-Geral Adjunto dos Hospitais do Exército Britânico, descrevia que os 1 00 000 homens que, durante esse período, se alistaram com um contrato de serviço de 21 anos eram um grupo miserável. Para um regimento recrutado em 1797 em Cork para embarcar para Buenos Aires, o peso mínimo era de 52 kg e a altura mínima de 1,66 m. Todos os recrutas que cumpriam estas normas eram aceites, independentemente da sua idade. No exército francês, o peso mínimo era de 50 kg e a altura mínima de 1,575 m. No mundo atual, muitas crianças em idade escolar teriam sido aceites [155].

No mundo científico moderno, o físico em forma é apreciado de forma esmagadora. Mas mesmo há alguns anos atrás, as pessoas comuns não estavam tão interessadas em tê-lo, ou eram demasiado ignorantes sobre as formas de conseguir um físico melhor. No entanto, os atletas, em todo o mundo, estão a correr atrás de um físico melhor. O tema dos Jogos Olímpicos modernos é *"Citius, Fortius, Altius"*, que significa mais rápido, mais forte e mais alto. Assim, mesmo no mundo moderno, os desportos e os jogos estão relacionados com um físico em forma. Por conseguinte, os atletas, em todo o mundo, esforçam-se por obter um melhor desempenho e, para o conseguir, procuram um bom físico. A tendência geral para conseguir um melhor físico e uma melhor forma física é fazê-lo através de exercícios físicos regulares. Mas, para conseguir uma melhor saúde, a regulação da dieta também é muito necessária. Assim, é muito necessário manter um bom estado físico e fisiológico e, bem assim, nutricional, para ser um atleta de elite.

É no contexto de mudanças como as que precedem que se deve avaliar o estatuto favorável das crianças de hoje. Os rapazes e raparigas de hoje são mais altos e mais fortes do que os seus pais e avós. Um rapaz do liceu de 17 anos, de estatura média, não cabe na armadura dos cavaleiros isabelinos da Torre de Londres. Tem-se registado uma aceleração constante do crescimento e da maturação ao longo dos séculos, com um surto notável durante as últimas décadas. Uma manifestação deste surto é o aparecimento, hoje em dia, de crianças e adolescentes em desportos como a natação, a ginástica, a patinagem no gelo e outras modalidades atléticas. As crianças correm agora a maratona de 26 milhas, escalam as montanhas mais altas e participam em corridas de esqui de longa distância. Em 1979, dois rapazes de 12 anos nadaram no Canal da Mancha; nos Jogos Pan-Africanos de Atletismo, em Nairobi, em julho de 1979, uma rapariga de 12 anos venceu a final dos 1500 metros contra a concorrência de adultos [155].

O oposto correspondente à aceleração do crescimento é uma desaceleração do envelhecimento, um fenómeno que representa a base fisiológica para a participação de um grande número de homens e mulheres seniores numa grande variedade de eventos desportivos. Nos Jogos Olímpicos de Montreal, em 1976, mais de 400 atletas com mais de 40 anos de idade participaram nas competições, muitos deles com um sucesso notável. Tanto em Moscovo (1980) como em Los Angeles (1984), o número de atletas olímpicos seniores foi ainda maior [155].

No mundo científico atual, as pessoas comuns (não atletas, sedentários) estão a tornar-se cada vez mais conscientes da importância de um bom físico. Pouco a pouco, começaram a compreender a necessidade de ter uma figura atlética bem definida, bem como um bom estado fisiológico. Além disso, há relatos de que o humor e o funcionamento psicológico podem ser melhorados em indivíduos fisicamente saudáveis através da melhoria da sua aptidão física [Sachs e Buffone, 1982]. Por todas estas razões, as pessoas tendem agora a fazer mais exercício físico e a controlar a dieta. Mas, mais uma vez, se estes exercícios forem realizados para melhorar a saúde de um indivíduo, devem ser feitos sob o controlo rigoroso de pessoas qualificadas e apoiados por provas científicas e não adquiridos por mera experiência.

A atividade em grupo começou há muito tempo na Índia. Na Índia antiga, os exercícios físicos eram efectuados tanto em grupo como individualmente. Mas a importância da atividade de grupo era bem apreciada na Índia antiga. Em diferentes partes da Índia, as danças folclóricas foram desenvolvidas para realizar alguma atividade de grupo. Não só isso, se observarmos atentamente essas danças folclóricas, descobriremos que elas são, na sua maioria, exercícios físicos disfarçados. Um dos resultados das actividades de grupo para exercício puramente físico é o *"Bratachari"*. Estas actividades de grupo destinavam-se a construir o corpo, a desenvolver a forma física, etc. O que quer que fosse necessário fazer, tinha de ser feito no seio do grupo.

Mas com a introdução do movimento escutista na Índia, entrámos na era moderna da atividade de grupo. No século XIX, o movimento escutista teve início na Índia. Os Escuteiros e Guias de Bharat são uma dessas organizações. Pretendem melhorar o estado físico e mental dos jovens através de diferentes actividades físicas e de grupo. Também lhes são ensinadas actividades que são benéficas para a sociedade. Mas, até à data, há pouca ou nenhuma informação sobre se estes programas de formação são formulados de forma adequada para melhorar o estado físico e fisiológico dos jovens rapazes e raparigas dos Escuteiros e Guias de Bharat, ou seja, se estes programas de formação são realmente benéficos ou não. Com efeito, se estes rapazes e raparigas em idade de crescimento não se desenvolverem corretamente, não serão capazes de orientar os outros de forma adequada. Além disso, o tipo de actividades em que estão envolvidos exige um físico muito bom e uma excelente aptidão física.

1.1 Aptidão física

A aptidão física é um estado geral de saúde e bem-estar ou, especificamente, a capacidade de realizar aspectos desportivos ou profissionais. A aptidão física é geralmente conseguida através de uma alimentação correta, exercício, higiene e repouso. É um conjunto de atributos ou caraterísticas que as pessoas têm ou alcançam e que se relacionam com a capacidade de realizar uma atividade física.

Antes da revolução industrial, a *aptidão física* era a capacidade de realizar as actividades do dia sem fadiga excessiva. No entanto, com a automatização e as mudanças nos estilos de vida, *a aptidão física* é agora considerada uma medida da capacidade do corpo para funcionar eficiente e eficazmente em actividades de trabalho e de lazer, para ser saudável, para resistir a doenças hipocinéticas e para enfrentar situações de emergência.

A atividade física regular é uma das coisas mais importantes que pode fazer pela sua saúde. Pode ajudar a

- Controlar o seu peso
- Reduzir o risco de doença cardíaca
- Reduzir o risco de diabetes tipo 2 e síndrome metabólica
- Reduzir o risco de alguns cancros
- Reforçar os ossos e os músculos
- Melhorar a saúde mental e o humor
- Melhorar a sua capacidade de realizar actividades diárias e evitar quedas, se for um <u>adulto mais velho</u>
- Aumentar as suas hipóteses de viver mais tempo

De acordo com a Organização Mundial de Saúde (OMS), um estilo de vida sedentário é uma das dez principais causas de morbilidade e mortalidade a nível mundial [13]. Nos países do Norte da Europa (região escandinava), verificou-se uma menor relevância do estilo de vida sedentário em comparação com outros países europeus: as percentagens de estilos de vida sedentários nos países europeus variam entre 43% na Suécia e 88% em Portugal [40]. Nos EUA, 78% da população estava em risco de ter problemas de saúde devido à falta de exercício e de atividade física [46]. Em 2006, a OMS afirmou que eram urgentemente necessárias medidas eficazes de saúde pública para promover a atividade física e melhorar a saúde pública em todo o mundo. Consequentemente, e devido ao peso do sedentarismo para a saúde pública, os governos de todos os países ocidentais industrializados tomaram iniciativas para promover um estilo de vida fisicamente ativo na população sedentária.

As actividades físicas são basicamente todos os desportos, actividades domésticas e de lazer, bem como o trabalho profissional. Entre estas propriedades motoras contam-se a destreza manual, a força, a agilidade, o equilíbrio, o tempo de reação e a resistência. De acordo com Van Heuvelen *et al* [47], a aptidão física determina 31-47% nas mulheres e 1434% nos homens da variação do desempenho físico e das caraterísticas da aptidão física. A força e a resistência à marcha são os factores que mais influenciam estas capacidades. As actuais abordagens teóricas centradas nas construções psicológicas (por exemplo, o modelo transteórico, a teoria do comportamento planeado, a teoria social cognitiva) para prever a atividade física têm sido bastante limitadas, explicando, na melhor das hipóteses, cerca de 30% da variação da atividade física, o que sugere que é necessária uma compreensão mais abrangente dos determinantes da atividade física.

À medida que se dá mais ênfase ao emprego de uma abordagem ecológica na investigação da atividade física, surgiram modelos ecológicos para compreender este comportamento. Recentemente, foi conceptualizado um modelo ecológico para o comportamento da atividade física [42, 44]. Os modelos ecológicos fornecem um quadro ecológico abrangente a partir do qual várias hipóteses testáveis relativas à promoção da atividade física foram propostas.

Há alguns estudos que apoiam as relações diretas entre o ambiente e os comportamentos orientados para os objectivos. A partir do trabalho de Bargh e Gollwitzer [41], parece razoável sugerir que as pessoas com um objetivo a longo prazo de serem fisicamente activas podem ser levadas a praticar atividade física em situações em que tenham escolhido continuamente ser activas ao longo do tempo, sem mediação cognitiva. No entanto, esta linha de investigação não foi diretamente testada no domínio da atividade física.

1.2 Composição corporal

As medidas antropométricas e a composição corporal são instrumentos importantes para avaliar o estado de saúde, bem como o padrão nutricional dos indivíduos (2, 3, 4]. A composição corporal é utilizada para descrever as percentagens de gordura, osso, água e músculo no corpo humano. Uma vez que o tecido muscular ocupa menos espaço no nosso corpo do que o tecido adiposo, a nossa composição corporal, bem como o nosso peso, determina a magreza. Duas pessoas com a mesma altura e peso corporal podem ter um aspeto completamente diferente uma da outra porque têm uma composição corporal diferente. Além disso, os diferentes componentes da composição corporal não só reflectem vários balanços energéticos em relação aos parâmetros funcionais e metabólicos do indivíduo, como também estão altamente correlacionados com a aptidão cardiorrespiratória [4, 5, 6, 7]. Os estudos epidemiológicos indicam que a coexistência do baixo peso e da obesidade são problemas importantes tanto nos países desenvolvidos como nos países em desenvolvimento, respetivamente [1, 2, 3, 4, 5, 6].

Compreender as tendências do excesso de peso ou obesidade e do baixo peso nos adolescentes é importante, porque está associado a efeitos adversos na saúde e a repercussões sociais tanto na adolescência como na idade adulta [11, 12, 13, 14]. Sugere-se que a adolescência é um período crucial da vida, uma vez que ocorrem mudanças fisiológicas e psicológicas dramáticas nestas idades, pois pode constituir o último surto de crescimento possível [15, 16, 17]. Durante esta fase da vida, o desenvolvimento de factores de risco fisiológicos para a saúde depende em grande medida do início de comportamentos prejudiciais para a saúde, como uma alimentação incorrecta e a inatividade [8, 18, 19]. Os estudos realizados durante a adolescência apoiariam os principais pressupostos das intervenções precoces para prevenir os factores de risco das doenças não transmissíveis antes de os padrões comportamentais estarem completamente estabelecidos e serem resistentes à mudança [20, 21, 22, 23, 24]. As consequências dos efeitos adversos para a saúde do baixo peso e da obesidade são provavelmente o desenvolvimento de doenças hipocinéticas, como a hipertensão, o cancro e a diabetes tipo II [25, 26, 27, 28, 29], bem como a redução da aptidão física relacionada com a saúde [30, 31, 32, 33, 34]. Verifica-se que o excesso de gordura (determinado pelo índice de massa corporal (IMC) - um substituto útil da percentagem de gordura corporal) está negativamente associado a tarefas de desempenho em que o corpo é projetado através do espaço, como no salto em comprimento em pé, e em tarefas em que o corpo tem de ser levantado no espaço, como na suspensão de braços dobrados [30, 31, 32]. Consequentemente, as doenças hipocinéticas, bem como a falta de aptidão física, têm o potencial de representar um encargo futuro considerável para os custos e serviços de saúde em espiral [27, 35]. Como tal, a identificação precoce dos adolescentes em risco é essencial para a prevenção da obesidade na idade adulta [36].

A composição corporal e a antropometria dos atletas de elite têm sido objeto de muita investigação. É de esperar que os atletas praticantes apresentem caraterísticas estruturais e funcionais que são especificamente favoráveis ao desporto e que os separam da população em geral. Tais diferenças no físico corporal podem refletir

(a) caraterísticas genéticas que têm sido selectivas na determinação do desempenho atlético e

(b) alterações devidas ao efeito condicionante de um nível de treino elevado.

O físico específico ou as caraterísticas morfológicas desempenham um papel importante, provavelmente crítico, no êxito das competições e de outras actividades físicas. No entanto, poucos estudos investigaram o efeito do exercício regular sobre a composição corporal e as medidas antropométricas na Índia. O presente estudo é, por conseguinte, uma tentativa de investigar a relação entre as medidas antropométricas e a composição corporal e a capacidade de desempenho.

1.3 Nutrição

Os alicerces de um crescimento e desenvolvimento adequados são lançados antes do nascimento, durante a infância, e são seguidos durante a adolescência. Aproximadamente 20% da população dos países membros da

Região do Sudeste Asiático da OMS (SEAR) é constituída por adolescentes. Os adolescentes são a geração futura de qualquer país e as suas necessidades nutricionais são fundamentais para o bem-estar da sociedade. Na SEAR, um grande número de adolescentes sofre de malnutrição crónica e de anemia, o que tem um impacto negativo na sua saúde e no seu desenvolvimento. A elevada taxa de subnutrição das raparigas contribui não só para o aumento da morbilidade e da mortalidade associadas à gravidez e ao parto, mas também para o aumento do risco de nascimento de bebés com baixo peso. Este facto contribui para o ciclo intergeracional da malnutrição. [37]

Na maioria dos países em desenvolvimento, as iniciativas no domínio da nutrição têm-se centrado nas crianças e nas mulheres, negligenciando assim os adolescentes. A resposta às necessidades nutricionais dos adolescentes poderia ser um passo importante para quebrar o ciclo vicioso ciclo intergeracional de subnutrição, doenças crónicas e pobreza. Os dados epidemiológicos, tanto dos países desenvolvidos como dos países em desenvolvimento, indicam que existe uma ligação entre a subnutrição fetal e o aumento do risco de várias doenças crónicas na idade adulta. Foi efectuada uma análise do estado nutricional dos adolescentes nos países membros da região do Sudeste Asiático da OMS, a fim de identificar os problemas nutricionais e sugerir intervenções estratégicas pertinentes para os responsáveis políticos. [37]

Havia muito poucos estudos disponíveis que fornecessem dados sobre o estado nutricional dos adolescentes na Região. Foi estudada a literatura disponível sobre a população adolescente (em termos de sexo), abrangendo a taxa de alfabetização, a idade média do casamento, a idade média da primeira gravidez, os resultados da gravidez, o consumo e a deficiência de nutrientes e micronutrientes e os dados antropométricos, entre muitos outros parâmetros. Estes dados foram obtidos a partir de relatórios de inquéritos demográficos, inquéritos nacionais de saúde, actas de conferências, relatórios técnicos e outros artigos científicos publicados e não publicados. [37]

O crescimento durante a adolescência é mais rápido do que em qualquer outra altura da vida de um indivíduo, exceto no primeiro ano. Uma boa nutrição durante a adolescência é fundamental para cobrir os défices sofridos durante a infância e deve incluir os nutrientes necessários para satisfazer as exigências do crescimento e desenvolvimento físico e cognitivo, fornecer reservas adequadas de energia para doenças e gravidez e prevenir o aparecimento de doenças relacionadas com a nutrição na idade adulta. [37]

Uma grande percentagem de adolescentes na Região sofre de deficiências nutricionais. A ingestão alimentar, no que diz respeito à disponibilidade adequada de alimentos em termos de quantidade e qualidade (em particular, a ingestão calórica média), a capacidade de digerir, absorver e utilizar os alimentos e as discriminações sociais contra as raparigas podem afetar grandemente a nutrição adequada dos adolescentes. Estudos efectuados na Índia e no Bangladesh revelaram deficiências na ingestão de todos os nutrientes, em especial ferro, cálcio, vitamina A e vitamina C. As razões apontadas são principalmente o baixo nível de instrução dos pais e o baixo rendimento familiar [37]. [37]

Estudos realizados em diferentes países da Região revelam que a privação nutricional afecta quase todos os parâmetros de crescimento e o tamanho final do corpo adulto, resultando em magreza e atraso de crescimento. No entanto, o estado nutricional tanto dos rapazes como das raparigas melhorou com a idade, mostrando que o efeito da subnutrição é mais pronunciado na altura do pico de crescimento. A obesidade nos adolescentes é responsável por transportar para a idade adulta os riscos relacionados com o peso, como as doenças cardiovasculares. Um estudo indiano mostrou que os adolescentes obesos têm mais probabilidades de desenvolver hipertensão mais tarde na vida do que os seus homólogos mais magros. De acordo com um estudo tailandês, o consumo excessivo de calorias, em especial de fast food, snacks e refrigerantes, são factores que contribuem para a obesidade e as adolescentes do sexo feminino são mais propensas a esta doença do que os do sexo masculino [37]. [37]

O estado nutricional durante a idade escolar é um fator determinante do estado nutricional e de saúde na vida adulta. A nível mundial, incluindo na Índia, os riscos para a saúde associados à subnutrição e às carências de micronutrientes continuam a ser importantes problemas de saúde pública. Na segunda metade do século passado, os efeitos adversos da subnutrição e da anemia no desempenho físico foram amplamente investigados em adultos. Muitos estudos mostraram que a subnutrição e a anemia tinham um impacto adverso no desempenho e, consequentemente, conduziam a uma redução dos salários das pessoas empregadas em trabalhos manuais. Numerosos estudos demonstraram o impacto negativo da anemia nas funções cognitivas, na capacidade de atenção e na concentração. Os dados indicam claramente, portanto, que a subnutrição e a anemia têm um impacto negativo nos níveis de atividade física das crianças. [39]

O sistema escolar indiano ainda não introduziu um sistema de avaliação antropométrica do estado nutricional (incluindo a medição da gordura corporal) e testes de aptidão física para identificar as crianças em idade escolar que necessitam de intervenções para melhorar a sua atividade física. Há uma necessidade urgente de iniciar esses programas, com o objetivo a curto prazo de melhorar a aptidão física e o objetivo a longo prazo de reduzir o risco de doenças cardiovasculares na vida adulta. [39]

A Índia encontra-se atualmente no meio de uma transição nutricional. Reconhece-se cada vez mais que a subnutrição na infância pode também aumentar o risco de sobrenutrição na idade adulta. [39]

As deficiências de micronutrientes podem ser observadas não só em crianças subnutridas, mas também em crianças sobrenutridas, porque o consumo de legumes e de alimentos ricos em micronutrientes é bastante baixo nas crianças. A obesidade, bem como a anemia/outras deficiências de micronutrientes, têm efeitos adversos no desempenho físico; a combinação destes factores pode ter um impacto ainda mais negativo no desempenho físico do que qualquer um deles isoladamente. [39]

O rendimento físico é definido como a capacidade de realizar uma tarefa física ou um desporto a um nível desejado. Os principais factores determinantes do desempenho são a aptidão física e a habilidade. Estudos longitudinais demonstraram que o estilo de vida e a aptidão física durante a infância e a adolescência são os principais factores determinantes do estilo de vida, da aptidão física e da ausência de doenças não transmissíveis na idade adulta. Estudos recentes demonstraram que a manutenção da aptidão física (especialmente a aptidão cardiorrespiratória) e a atividade física têm um impacto favorável na saúde em geral. Com o aumento da longevidade e a crescente preocupação com a diabetes e as doenças cardiovasculares que afectam os indianos uma década mais cedo do que os seus homólogos dos países desenvolvidos, é imperativo promover estilos de vida saudáveis nas crianças em idade escolar. Por conseguinte, a tónica deve ser colocada no aumento da utilização de testes de aptidão física, com um enfoque na função cardio-respiratória e na resistência das crianças, e no início de uma intervenção adequada nos casos em que estes testes apresentem um fraco desempenho. [39]

A energia necessária para a realização do trabalho físico provém, em última análise, dos alimentos. É bem sabido que a capacidade de um organismo para realizar trabalho físico se deteriora com a subnutrição calórica contínua. Além disso, a subnutrição atrasa o crescimento durante a infância, bem como o início do surto de crescimento na adolescência. [38]

Uma variável importante no desempenho físico da população é o estatuto socioeconómico, especialmente o estado de nutrição. Também foi relatado que as diferenças de crescimento estavam mais estreitamente relacionadas com as condições domésticas do que com o estatuto estritamente económico das famílias [48, 49, 50]. Outras experiências sobre o desempenho no trabalho, efectuadas com voluntários saudáveis mantidos em condições de fome ou de semi-alimentação, mostraram que a fome provoca uma redução da capacidade de desempenho [51]. No entanto, um dos principais problemas de um grande número de populações nos países subdesenvolvidos e em desenvolvimento é a ingestão restrita de proteínas e calorias desde a infância. Há uma escassez de literatura com determinações dos níveis de eficiência física de adolescentes que estão num estado contínuo de subnutrição desde a sua infância [38, 52, 53].

A anemia tem um sério impacto negativo no crescimento e desenvolvimento durante a adolescência. Uma alta taxa de anemia por deficiência de ferro é relatada entre os adolescentes da Região. Existe, no entanto, uma grande disparidade dentro da Região. Existem disparidades entre as zonas rurais e urbanas, bem como entre os adolescentes que frequentam a escola e os que não a frequentam. Também se observou que o estatuto socioeconómico determina a ocorrência de anemia entre os adolescentes. Em alguns países, os rapazes são tão propensos à anemia como as raparigas. Independentemente da gravidade, a prevalência da anemia varia entre 12-100% na região do Sudeste Asiático. Existem provas claras de uma associação entre os níveis plasmáticos de vitamina A e os níveis de hemoglobina. Estudos realizados em diferentes contextos no Bangladesh mostraram uma elevada prevalência de deficiência subclínica de vitamina A entre os adolescentes. [37]

1.4 Escotismo

O Escutismo (ou Movimento Escutista) é um movimento que tem como objetivo apoiar os jovens no seu desenvolvimento físico, mental e espiritual, para que possam desempenhar papéis construtivos na sociedade, com uma forte ênfase no ar livre e nas capacidades de sobrevivência. Durante a primeira metade do século XX, o movimento cresceu para abranger três grandes grupos etários para rapazes (Escuteiro, Escuteiro e Escoteiro) e, em 1910, foi criada uma nova organização, a Girl Guides, para raparigas (Brownie Guide, Girl Guide e Girl Scout, Ranger Guide). É uma das várias organizações juvenis a nível mundial.

Em 1906 e 1907, Robert Baden-Powell, tenente-general do exército britânico, escreveu um livro para rapazes sobre reconhecimento e escutismo. Baden-Powell escreveu *Scouting for Boys* (Londres, 1908) [43], baseado nos seus livros anteriores sobre o escutismo militar, com a influência e o apoio de Frederick Russell Burnham (Chefe dos Escuteiros da África Britânica), Ernest Thompson Seton dos Woodcraft Indians, William Alexander Smith da Boys' Brigade e do seu editor Pearson. No verão de 1907, Baden-Powell organizou um acampamento na ilha de Brownsea, em Inglaterra, para testar ideias para o seu livro. Este acampamento e a publicação de *Scouting for Boys* são geralmente considerados como o início do movimento escutista.

O movimento emprega o método escoteiro, um programa de educação informal com ênfase em actividades práticas ao ar livre, incluindo campismo, artesanato em madeira, actividades aquáticas, caminhadas, mochila às costas e desportos. Nas próprias palavras de Robert Baden Powell: *"The Out-of-Doors. Oxigénio para a força do boi*

O ar fresco é metade da batalha para produzir resultados no exercício físico e pode ser vantajosamente tomado através da pele, bem como através do nariz, sempre que possível. Sim - o ar livre é o segredo do sucesso. É para isso que serve o Escutismo - para desenvolver o hábito de estar ao ar livre tanto quanto possível. " [54]. Outra caraterística do movimento amplamente reconhecida é o uniforme dos escuteiros, que esconde todas as diferenças de posição social num país e promove a igualdade, com lenço de pescoço e chapéu de campanha ou outro acessório de cabeça comparável. As insígnias distintivas do uniforme incluem a *flor-de-lis* e o *trevo*, bem como distintivos e outros emblemas.

As duas maiores organizações de cúpula são a Organização Mundial do Movimento Escutista (WOSM), para organizações só de rapazes e co-educacionais, e a Associação Mundial de Guias e Escuteiras (WAGGGS), principalmente para organizações só de raparigas, mas que também aceita organizações co-educacionais. O ano de 2007 marcou o centenário do Escutismo a nível mundial, e as organizações membros planearam eventos para celebrar a ocasião.

A **flor-de-lis** ou **flor-de-lis** (plural: **fleurs-de-lis**) é um lírio estilizado (em francês, *fleur* significa *flor*, e *lis* significa *lírio*) ou íris que é utilizado como desenho decorativo ou símbolo. Pode ser "ao mesmo tempo religioso, político, dinástico, artístico, emblemático e simbólico",

O trifólio (do latim *trifolium*, "planta de três folhas", do francês *trèfle*, do italiano *trifoglio*, do alemão *Dreiblatt* e *Dreiblattbogen*, do neerlandês *klaver*, o mesmo que tacos) é uma forma gráfica composta pelo contorno de três anéis sobrepostos, utilizada na arquitetura e na cultura cristã

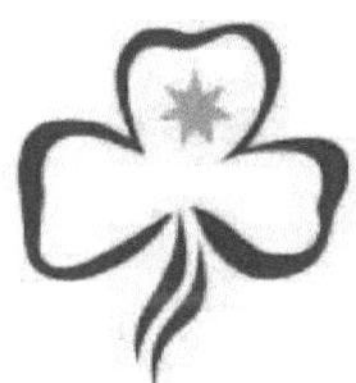

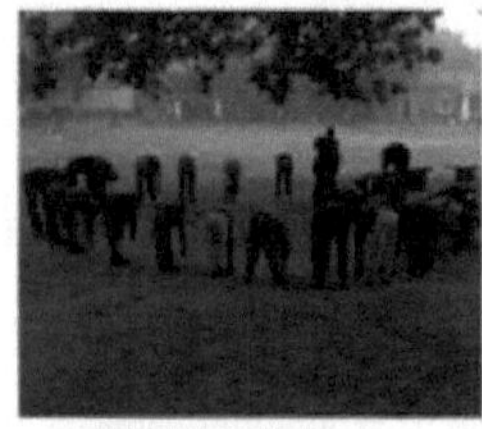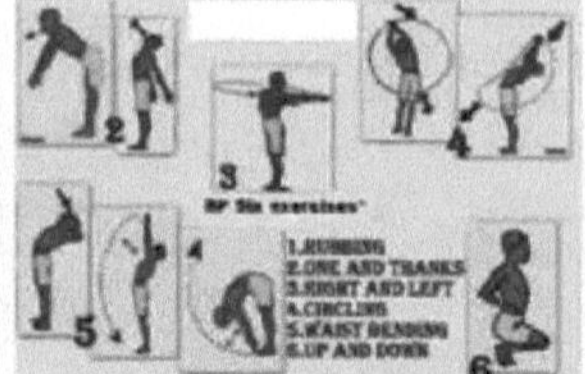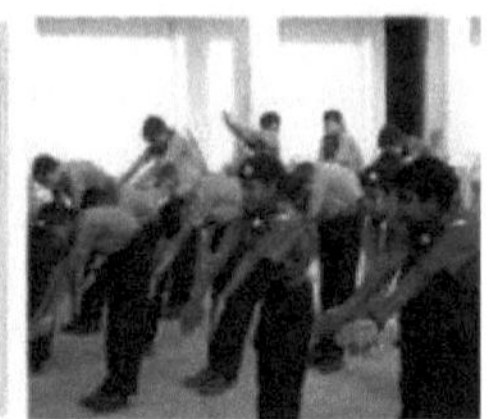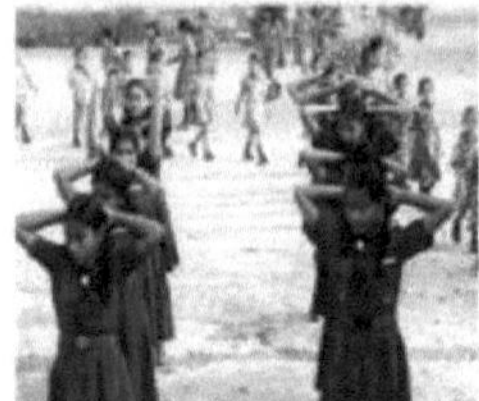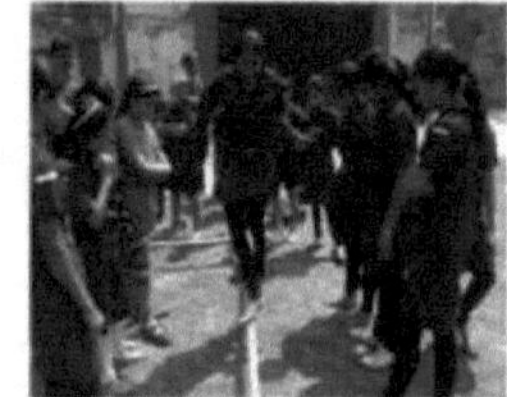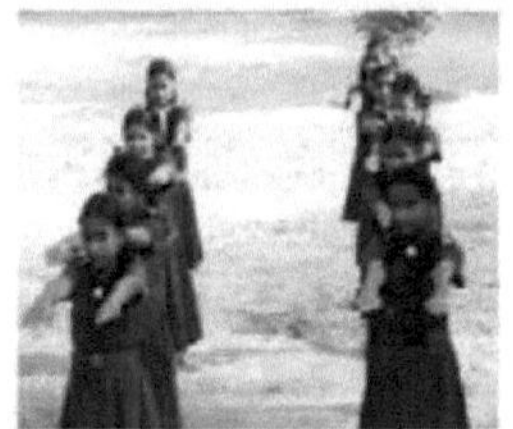

EXERCÍCIOS FÍSICOS (BP SEIS) E ACTIVIDADES

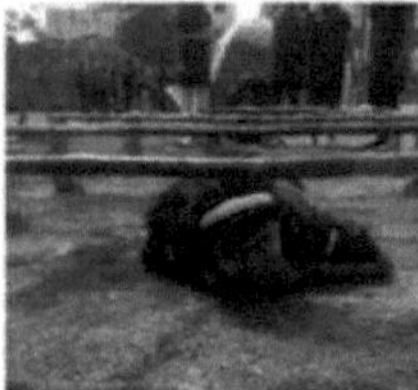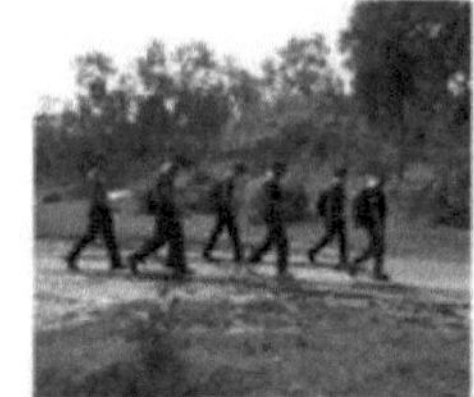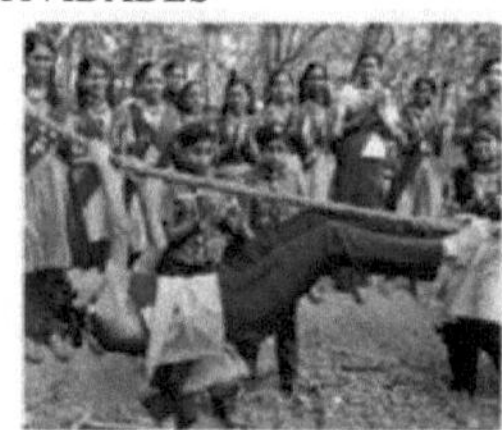

ACTIVIDADES INDIVIDUAIS E DE GRUPO

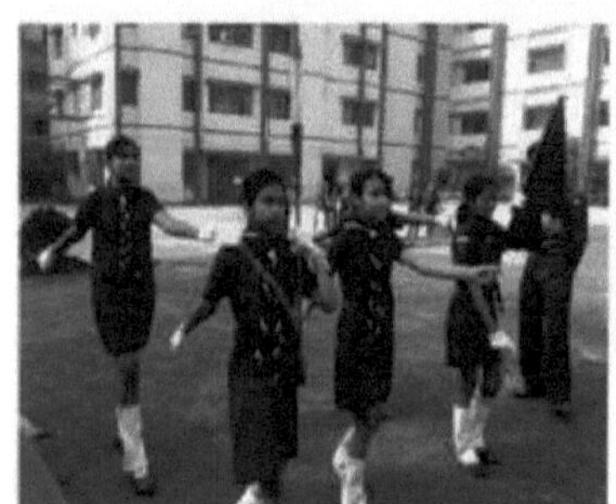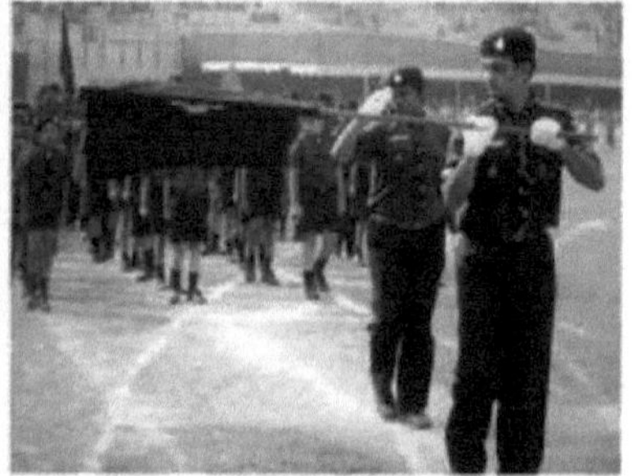

PASSADO DE MARÇO DOS GUIAS E ESCUTEIROS

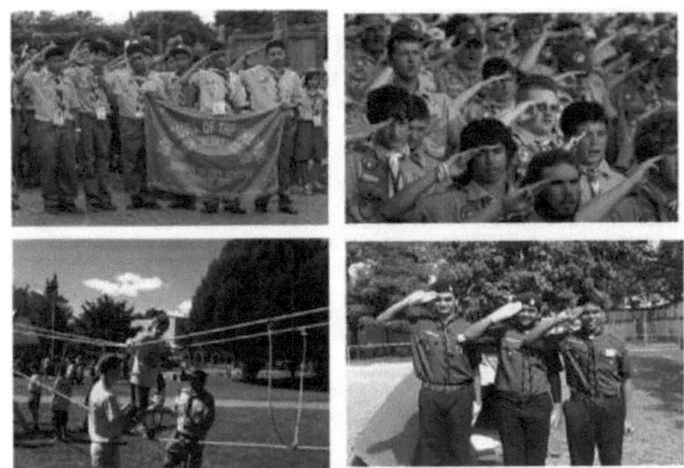

ESCUTEIROS NO JAMBOREE INTERNACIONAL E NACIONAL

Capítulo 2
REVISÃO DA LITERATURA

Um estudo longitudinal realizado em Deli, desde o nascimento até aos trinta e dois anos, demonstrou que, durante a transição nutricional, a subnutrição na infância pode aumentar o risco de sobrenutrição, diabetes e hipertensão na idade adulta. Aos trinta anos de idade, metade destas crianças, outrora subnutridas, tinha excesso de peso e um sexto tinha hipertensão, diabetes ou tolerância à glicose diminuída, o que sublinha a necessidade urgente de identificar as crianças que estão a ultrapassar os percentis do IMC em idade escolar e de iniciar intervenções para aumentar a sua atividade física e tornar os seus estilos de vida mais saudáveis. [61].

Varela-Silva, Kim e Bogin descobriram que as estimativas das reservas de gordura do braço fornecem uma indicação útil do estado nutricional das crianças do Terceiro Mundo. No entanto, esses estudos não estimaram áreas transversais de músculo e gordura e apenas consideraram os extremos da distribuição populacional de músculo e gordura. [55]

Bandyopadhyay e Chattopadhyay, no seu estudo sobre a gordura corporal em estudantes universitários urbanos e rurais do sexo masculino da Índia Oriental, concluíram que os estudantes universitários da Índia Oriental eram mais magros do que os jovens da América do Norte, Europa, Japão e Norte da Índia. [56].

Davis *et al* realizaram um estudo sobre os comportamentos de saúde e o estado do peso entre crianças urbanas e rurais e concluíram que o percentil do IMC era equivalente nas crianças rurais e urbanas, mas que as crianças rurais apresentavam mais frequentemente excesso de peso e as crianças urbanas estavam mais frequentemente em risco de excesso de peso. Embora algumas variáveis fossem equivalentes entre as crianças urbanas e rurais, os resultados indicam algumas diferenças importantes nos comportamentos de saúde entre os grupos. [57]

Chiara Milanese *et al* realizaram um inquérito a crianças com idades compreendidas entre os 6 e os 12 anos e concluíram que o IMC estava positivamente correlacionado com o perímetro da cintura e a gordura subcutânea e negativamente correlacionado com a densidade corporal. A aptidão motora também se correlacionou significativamente com a idade e o desempenho foi superior no sexo masculino. Além disso, os testes de aptidão motora correlacionaram-se positivamente entre si, especialmente no sexo feminino. [58].

No seu estudo, Haroonrashid *et al.* não encontraram correlação entre o IMC e a pontuação PFI, tendo sido observada uma correlação positiva entre o IMC e a relação cintura-quadril em ambos os grupos etários. [59]

Andreasi *et al* realizaram um estudo sobre a aptidão física e associações com medidas antropométricas em crianças de 7 a 15 anos de idade. Concluíram que níveis pouco saudáveis de aptidão física estavam relacionados com o sexo feminino, a obesidade e a adiposidade abdominal excessiva. [60]

De acordo com a American Heart Association [62], um estilo de vida sedentário foi identificado como um fator de risco primário para as doenças cardíacas, indicando assim que a atividade é de importância primordial na prevenção de doenças e, em particular, de doenças relacionadas com o estilo de vida. Foi demonstrado que um estilo de vida sedentário é uma das principais causas subjacentes de morte, doença e incapacidade, com cerca de 2 milhões de mortes por ano atribuíveis à inatividade física. Foi igualmente demonstrado que a inatividade física duplica o risco de desenvolver doenças cardiovasculares, diabetes de tipo 2 e obesidade, aumentando também o risco de cancro do cólon e da mama, hipertensão, distúrbios lipídicos, osteoporose, depressão e ansiedade [63]. Foi referido que a participação adequada em alguma forma de atividade física ajuda os jovens a desenvolver tecidos musculoesqueléticos saudáveis (ossos, músculos e articulações), um sistema cardiovascular saudável (coração e pulmões) e consciência neuromuscular (coordenação e controlo dos movimentos). Também ajuda a manter um peso corporal saudável e demonstrou ter benefícios psicológicos, tais como uma melhoria no controlo da ansiedade e da depressão [64]. Bechtel [65] referiu que a participação em actividades físicas ou desportivas regulares está associada a um menor abuso de substâncias e apoia sentimentos positivos em relação à frequência escolar. Sabe-se também que reduz os custos dos cuidados de saúde, aumenta a produtividade e proporciona um melhor desempenho em actividades desportivas e recreativas [63].

A tendência decrescente do padrão de atividade física encontrada nos adolescentes pode também ser atribuída ao facto de a fase pré-adolescente da vida marcar o início de uma fase crítica de transição do desenvolvimento, durante a qual muitos jovens têm tendência para se tornarem sedentários [66].

De acordo com Pate *et al* [67], a recomendação geral de atividade física para melhorar a saúde envolve pelo menos 30 minutos de atividade física moderada a intensa na maior parte dos dias de fraca intensidade.

Trost *et al* [68], Kimm *et al* [69] e Thompson *et* al [70] referiram que existia uma associação significativa entre a atividade física e a idade, tanto nos rapazes como nas raparigas. Existe uma relação curvilínea entre a atividade física e o estado de saúde, de tal forma que o aumento da atividade física e da aptidão física conduz a melhorias adicionais no estado de saúde [71, 72, 73].

O grau em que a inatividade está a contribuir para os níveis crescentes de obesidade nas crianças não foi claramente definido. No entanto, há fortes evidências que sugerem que as crianças inactivas são mais propensas a ter excesso de gordura [74], mesmo no final da infância [75].
As crianças com níveis de atividade mais baixos têm uma maior prevalência de perturbações psicológicas e emocionais. O desporto e o exercício constituem um meio importante para que as crianças e os adolescentes sejam bem sucedidos, o que ajuda a melhorar o bem-estar social, a autoestima e a auto-perceção da imagem corporal e da competência, com um efeito mais forte para os que já têm uma baixa autoestima. Além disso, as crianças com níveis mais elevados de atividade física têm também mais probabilidades de ter um melhor funcionamento cognitivo [76]. De um modo geral, as doenças cardiovasculares não são uma doença da infância, mas a investigação mostrou que as crianças menos activas fisicamente e as que têm uma aptidão cardiovascular (aeróbica) inferior são mais propensas a possuir factores de risco para esta doença, tais como níveis mais baixos de colesterol "bom" (colesterol de lipoproteínas de alta densidade, HDL), pressão arterial mais elevada, níveis elevados de insulina e excesso de gordura [77, 78].
É altamente provável que a inatividade física esteja a contribuir para o aparecimento crescente de obesidade, aumento da resistência à insulina, perfil lipídico desordenado e pressão arterial elevada nas crianças. Isto, por sua vez, é provavelmente responsável pelo aumento da prevalência da diabetes tipo 2 em crianças e adolescentes [79], uma doença que, até há pouco tempo, só se encontrava em adultos com excesso de peso e obesidade.
Estudos demonstraram que a obesidade infantil se prolonga até à idade adulta. Ao manter a aptidão aeróbica na infância, a atividade física durante a infância reduz o risco de doenças cardiovasculares na idade adulta [80]. Durante os anos de crescimento, especialmente durante a adolescência, os rapazes e as raparigas ganham rapidamente densidade mineral óssea. Isto é importante, uma vez que a obtenção de uma massa esquelética tão elevada quanto possível durante a juventude reduz as hipóteses de perda excessiva de massa óssea mais tarde na vida (conhecida como osteoporose). Foi claramente demonstrado que a atividade física durante o início da puberdade, especialmente as actividades que suportam peso e que exercem maior pressão sobre os ossos, pode resultar na obtenção de uma maior massa óssea que protege contra a osteoporose na velhice [81]. Exemplos de actividades benéficas incluem as que envolvem saltos, dança, aeróbica, ginástica, voleibol, andebol, desportos de raquete, futebol e ciclismo de montanha. É de notar que as actividades de baixo impacto, como a natação, não são eficazes para estimular melhorias na massa óssea. O pico da massa óssea é atingido por volta dos 20-30 anos de idade, pelo que as tentativas de a aumentar devem concentrar-se na infância e na adolescência [81].
À semelhança da investigação que demonstrou que a obesidade tende a acompanhar a infância até à idade adulta, existe também um grande conjunto de provas que sugerem que os hábitos de atividade física estabelecidos durante a juventude também tendem a acompanhar a idade adulta e a vida adulta [82-85].
O Grupo de Trabalho Internacional para a Obesidade (IOTF) destacou exemplos de tendências sociais problemáticas para a Organização Mundial de Saúde (OMS) que se acredita estarem a contribuir para a epidemia de obesidade infantil [86]. Estas incluem:

a)   Um aumento da utilização de transportes motorizados, *por exemplo,* para a escola.

b)   Redução das oportunidades de atividade física recreativa.

c)   Aumento das actividades recreativas sedentárias.

d)   Vários canais de televisão 24 horas por dia.

e)   Maior quantidade e variedade de alimentos de elevado valor energético disponíveis.

f)   Níveis crescentes de promoção e comercialização de alimentos de elevado valor energético.

g)   Oportunidades de compra de alimentos mais frequentes e generalizadas.

h)   Maior utilização de restaurantes e lojas de fast food.

i)   Porções maiores de alimentos que oferecem uma melhor relação qualidade/preço.

j)   Aumento da frequência das refeições.

k)   Aumento da utilização de refrigerantes em substituição da água, *por exemplo*, nas escolas.

Por conseguinte, a falta de atividade física suficiente (pontos a-d) é fortemente indicada como um fator que contribui para o problema crescente da obesidade. É agora amplamente aceite que aumentar a participação na atividade física e diminuir o comportamento sedentário deve ser o foco principal das estratégias destinadas a prevenir e tratar o excesso de peso e a obesidade nos jovens [87].
Nos adultos, o excesso de peso pode ser definido como um excesso de peso em relação a um peso corporal desejável (>120% do peso desejável) ou, mais exatamente, um IMC entre 25 e 30 kg/m2. O excesso de peso é considerado o precursor da obesidade, sendo esta última definida como um IMC superior a 30 kg/m2 [88]. Nas

crianças, o excesso de peso e a obesidade são mais difíceis de definir porque o IMC e a composição corporal mudam substancialmente durante o crescimento e o desenvolvimento. Duas abordagens principais foram adoptadas para resolver este problema. A primeira é definir o excesso de peso e a obesidade em termos de percentis de IMC para a idade. Utilizando esta abordagem, o excesso de peso e a obesidade foram definidos como estando no ou acima do percentil 85 e no ou acima do percentil 95 do IMC para a idade, respetivamente [89]. A segunda abordagem é uma classificação internacional que está diretamente ligada aos pontos de corte do IMC dos adultos de 25 e 30 kg/m2, com ajustes para o crescimento e desenvolvimento das crianças incluídas [88]. Ambas as técnicas têm sido utilizadas na literatura de investigação.

As consequências negativas da obesidade durante os primeiros anos de vida são tanto fisiológicas (médicas) como psicossociais. Provavelmente, as consequências mais generalizadas da obesidade infantil são psicossociais. As crianças obesas tornam-se alvos de discriminação precoce e sistemática e tendem a desenvolver uma autoimagem negativa que parece persistir na idade adulta [90]. Para além disso, existem inúmeras complicações de saúde que se tornam aparentes durante a juventude, incluindo [90, 91]:

a)   Perturbações dos lípidos no sangue (ou seja, triglicéridos elevados, colesterol LDL elevado e colesterol HDL reduzido).

b)   Intolerância à glicose (ou seja, resistência à insulina) e diabetes de tipo 2.

c)   Alterações ateroscleróticas nas artérias (doença coronária).

d)   Problemas hepáticos como como a   cirrose.

e)   Hipertensão.

f)   Problemas de sono.

g)   Complicações ortopédicas, nomeadamente das ancas e dos membros inferiores.

Os dados de muitos estudos mostraram que o declínio mais acentuado da atividade física ao longo da vida tende a ocorrer entre os 13 e os 18 anos de idade [93]. Os dados sobre os jovens espanhóis indicaram que a idade em que a atividade física começa a estabilizar ou a diminuir pode ser mais precoce - por volta dos 11 anos de idade [92].

Certos tipos de actividades podem ser mais adequados do que outros, dependendo das caraterísticas do indivíduo em causa, como a idade, o sexo, o tipo de corpo, os traços de personalidade, o contexto cultural, etc. Uma consideração importante é a questão dos desportos de equipa versus desportos individuais. As crianças mais extrovertidas e sociáveis podem sentir-se mais confortáveis em cenários de desportos de equipa (*por exemplo,* râguebi ou andebol), enquanto outras crianças menos sociáveis ou tímidas podem preferir desportos ou actividades individuais (*por exemplo,* patinagem ou jogging). Algumas crianças com uma coordenação natural mão-olho ou pé-olho serão provavelmente atraídas por desportos que exijam essas caraterísticas (por exemplo, desportos de raquete ou futebol), ao passo que as que não têm essas capacidades podem ficar facilmente frustradas ou desencorajadas. Alguns jovens sentir-se-ão atraídos por actividades altamente estruturadas (por exemplo, desportos e jogos baseados em regras), enquanto outros preferirão actividades menos estruturadas, com regras ou restrições mínimas. O nível de risco percebido ou de incerteza numa atividade (*por exemplo,* escalada em paredes/rochas ou surf) pode ser um fator de motivação para alguns jovens mais corajosos, enquanto outros preferem actividades previsíveis em que percebem um risco mínimo. Os jovens mais aventureiros podem necessitar de um nível mais elevado de estimulação para se manterem desafiados e, por conseguinte, podem ser mais atraídos por actividades como escorregas aquáticos em piscinas, cursos de assalto ou de cordas altas, paintball ou outras actividades de aventura. Em última análise, existem inúmeras formas possíveis de classificar as actividades - o fator mais importante é que as crianças disponham de variedade e escolha e que os adultos sejam sensíveis às suas capacidades e desejos. O mais importante é que as actividades sejam divertidas e interessantes para os jovens, de modo a que estes adoptem uma atitude positiva em relação à atividade física na adolescência e na idade adulta.

Os pais e outros adultos devem certificar-se de que não pressionam as crianças e os adolescentes a participar em determinados desportos ou actividades, como já foi referido [94]. Também é importante recordar que as preferências de atividade física de uma criança mudam frequentemente à medida que esta entra na adolescência. Desde que os adolescentes se mantenham fisicamente activos, a escolha da atividade física é de importância secundária.

A insegurança alimentar, os sem-abrigo, a falta de água potável e o ar poluído estão a tornar-se as marcas do ambiente dos países do terceiro mundo da Ásia, América Latina e África. A subnutrição, o comprometimento do desenvolvimento físico e intelectual, a diminuição da capacidade de trabalho e a saúde insuficiente dos habitantes destes continentes são generalizados. Parece haver uma relação clara entre os factores indesejáveis acima enumerados e o estado de saúde inferior destas populações. A antropometria está a emergir como um indicador importante para avaliar o estado físico dos indivíduos e das populações, o que, por sua vez, evidencia o estado nutricional das populações e a história do seu desenvolvimento económico.

A sobrenutrição ocorre em muitas situações de riqueza recente, em economias em rápido crescimento, como resultado da aculturação, da revolução verde, etc. A expansão da tecnologia e a modernização trazem consigo novos valores, novos alimentos, novas direcções, liberdade social e formas emocionantes de gozar a vida, o que, naturalmente, teve de se traduzir em sobrenutrição e obesidade nas suas fases iniciais. Enquanto a subnutrição aguda acarreta níveis mais baixos de saúde e suscetibilidade a infecções, a sobrenutrição e a obesidade convidam geralmente à diabetes mellitus não insulino-dependente, à hipertensão e às doenças cardiovasculares.

Kopelman destacou a obesidade como um problema de saúde importante no novo milénio, que está relacionado com numerosas doenças [95]. Resulta de uma combinação de suscetibilidade genética, maior disponibilidade de alimentos de elevado valor energético e menores necessidades de atividade física. Estudos indicam que os sinais de homeostase energética regulam a ingestão de alimentos através da monitorização do tamanho da refeição, o que exige a modulação das respostas aos sinais de saciedade no cérebro [96, 97, 98]. Os sistemas biológicos acima referidos parecem funcionar com desvios normais na ingestão de alimentos. Mas se uma pessoa continua a comer apesar dos sinais de saciedade, então este sistema fica sobrecarregado e cede. Os nossos ambientes modernizados de festas sociais obrigam os convidados a consumir quantidades extra de alimentos. Por outro lado, os doentes com *anorexia nervosa* recusam-se simplesmente a comer, pois estão sempre em pânico por estarem a ficar com excesso de peso, apesar de não o estarem, e tornam-se assim magros, magricelas e com peso a menos. Por conseguinte, nem todos os desvios são causados por uma falha do sistema biológico de *"homeostase energética"*, mas o ónus da responsabilidade recai, em muitos casos, sobre os próprios indivíduos.

Estudos indicam que, em muitos países em desenvolvimento, mais de um terço dos adolescentes são anémicos [99, 100]. A anemia é comum tanto nos rapazes como nas raparigas, o que indica que estes necessitam de maiores necessidades nutricionais para o seu rápido crescimento e desenvolvimento físico e mental. Um estudo realizado na zona rural de Maharashtra revelou que mais de metade (54%) dos adolescentes eram magros, mas apenas 2% tinham excesso de peso [101]. Noutro estudo realizado entre adolescentes de trabalhadores de jardins de chá em Assam, o índice médio de massa corporal era mais elevado entre as raparigas de todas as idades do que entre os rapazes [102]. Um estudo realizado entre raparigas adolescentes de bairros de lata urbanos em Andhra Pradesh mostrou que a anemia por deficiência de ferro era o problema nutricional mais comum observado entre elas [103]. Num estudo realizado entre raparigas adolescentes no Sul de Deli, apenas um quarto tinha um índice de massa corporal normal e todas as outras estavam subnutridas [104].

Capítulo 3
OBJECTIVO DO ESTUDO

Com este pano de fundo, iniciámos uma investigação científica sobre os escuteiros e guias de Bharat Scouts and Guides, Kanchrapara, Eastern Railway, Índia, e os seus homólogos sedentários. Este estudo tem como objetivo

A)   Verificar se um programa regular de exercício físico de tipo lúdico é benéfico para o crescimento e desenvolvimento de rapazes e raparigas em comparação com os seus homólogos sedentários.

B)   Avaliar o estado físico e fisiológico dos rapazes e raparigas em crescimento.

C)   Avaliar os efeitos benéficos da formação organizada no crescimento e desenvolvimento dos rapazes e raparigas em idade de crescimento dos Bharat Scouts and Guides, Eastern Railway, Kanchrapara.

D)   Avaliar o balanço energético, ou seja, a entrada e a saída de energia, através do estudo do seu estado nutricional.

E)   Avaliar os efeitos benéficos do treino, comparando o nível de desempenho físico dos escuteiros e guias com o dos seus homólogos sedentários.

Capítulo 4
MATERIAIS E MÉTODOS

4.1 . Seleção de temas

Durante o período anterior ao início da civilização técnica, a aptidão física e o desempenho eram pré-requisitos essenciais para a sobrevivência e para uma existência bem sucedida. Atualmente, e do ponto de vista da perspetiva de desenvolvimento da nossa civilização, a importância da aptidão física é relegada para segundo plano; no entanto, um nível adequado de atividade física é, ainda hoje, um pré-requisito importante para o funcionamento normal do organismo como um todo.

Foram incluídos no estudo rapazes e raparigas indianos saudáveis, com idades compreendidas entre os 13 e os 15 anos, sem qualquer doença ou antecedentes de anomalias cardio-respiratórias ou hormonais, lesões nos membros ou qualquer tipo de doença prolongada, que não tomassem medicamentos durante um período prolongado e que também não tomassem medicamentos que afectassem o crescimento muscular ou ósseo, bem como a eficiência física, provenientes da população da Staff Colony of Eastern Railway Workshop, Kanchrapara, Nadia, Bengala Ocidental, Índia. Além disso, foi também incluído no estudo um grupo de escuteiros e guias de Bharat Scouts & Guides, Eastern Railway State, Kanchrapara, Nadia, Bengala Ocidental, Índia. O estudo foi realizado com 94 rapazes sedentários e 56 raparigas sedentárias, bem como com 44 escuteiros e 27 guias, selecionados por amostragem aleatória de entre os voluntários para o estudo. Os sujeitos, que não tinham qualquer rotina de exercício nas suas actividades diárias normais, foram denominados sedentários.

4.2 Conceção do estudo

Para verificar a sua aptidão cardiorrespiratória, foram medidos os parâmetros físicos (medidas antropométricas, composição corporal, etc.) e fisiológicos (frequência cardíaca, pressão arterial, teor de hemoglobina, etc.), de acordo com o protocolo padrão. Para além disso, foram avaliados os estados nutricionais de todos os indivíduos.

Depois, os grupos sedentários de todos os 94 rapazes foram divididos em 2 (dois) grupos,

>   grupo de controlo sedentário (CB),
>   grupo experimental sedentário (SB).

O grupo sedentário de 56 raparigas foi dividido, da mesma forma, em 2 (dois) grupos -

>   o grupo de controlo sedentário (GC) , e
>   o grupo experimental sedentário (GS).

Por outro lado, os 44 escuteiros foram designados como grupo de exercício masculino (EB) e as 27 guias foram designadas como grupo de exercício feminino (EG).

No início do estudo, para todos os grupos, foi determinado o estado físico, fisiológico e de atividade física (PFI pelo Harvard's Step Test). Depois disso, os grupos CB, CG, SB e SG foram analisados, respetivamente, em função do seu estado nutricional, de acordo com a DDR [154] para indianos, segundo as diretrizes do ICMR (quer tivessem ou não recebido um suplemento nutricional adequado). Em seguida, para os grupos SB e SG, foi concebido um programa de exercícios, à semelhança dos exercícios efectuados pelos escuteiros e guias. Para os grupos EB e EG, não foi elaborado um programa de exercícios, uma vez que já estão a seguir um programa de exercícios. Os exercícios são descritos de seguida como *os seis exercícios da BP*. Foi pedido aos sujeitos que seguissem os horários. O acompanhamento foi feito, na medida do possível, durante 6 (seis) meses. Após 6 meses, o estado físico e fisiológico, bem como os níveis de atividade física de todos os grupos foram avaliados e comparados com os dados pré-experimentais (6 meses atrás).

Os seis exercícios da BP

I EXERCÍCIO

Para a cabeça: Esfregar a cabeça e o rosto, com firmeza, várias vezes com as palmas e os dedos de ambas as mãos. Polegar os músculos do pescoço e da garganta.

II EXERCÍCIO

Para o peito: A partir da posição vertical, dobre-se para a frente, com os braços esticados para baixo, com as costas das mãos juntas à frente dos joelhos. Expirar. Levantar gradualmente a mão sobre a cabeça e inclinar-se o mais possível para trás, inspirando profundamente pelo nariz. Baixar gradualmente os braços para os lados, expirando a palavra "Obrigado" pela boca. Por fim, incline-se de novo para a frente, expirando o último fôlego que tem e dizendo o número de vezes que o fez para manter a contagem. Repetir este exercício 12 vezes.

III EXERCÍCIO

Para o estômago: De pé, estenda os dois braços, com os dedos esticados, para a frente, depois balance lentamente para a direita a partir das ancas, sem mover os pés, e aponte os braços direitos o mais possível para trás de si, mantendo ambos os braços ao nível ou um pouco acima dos ombros. Em seguida, após uma pausa, girar lentamente o mais possível para a esquerda. Inspire quando apontar para a esquerda. "Torção do corpo". Expire quando estiver a apontar para a direita. Repetir seis vezes, mudar a respiração para o outro lado e repetir seis vezes.

IV EXERCÍCIO

Para o tronco: Este exercício também é chamado de "Exercício do Cone". Em posição de "Atenção", levantar as duas mãos, o mais alto possível, acima da cabeça, e unir os dedos. Incline-se para trás e, em seguida, balance os braços muito lentamente na direção de um cone, de modo a que as mãos façam um círculo largo por cima e à volta do corpo, girando o corpo a partir das ancas e inclinando-se para um lado. Depois para a frente, depois para o outro lado e depois para trás. Depois de completar o círculo, comece na direção oposta. Repita seis vezes em ambos os sentidos. Inspire quando se inclinar para trás e expire quando se inclinar para a frente.

V EXERCÍCIO

Para a parte inferior do corpo e a parte de trás das pernas: Em pé, com os pés ligeiramente afastados, toque na cabeça com as duas mãos e olhe para o céu, inclinando-se para trás o mais possível, e depois incline-se para a frente e para baixo até os dedos tocarem nos pés, sem dobrar os joelhos. Repetir 12 vezes.

VI EXERCÍCIO

Para as pernas, pés e dedos dos pés: Coloque-se em posição de "Atenção", ponha as mãos nas ancas, ponha-se em bicos de pés, vire os joelhos para fora e dobre-os lentamente até uma posição de agachamento, mantendo os calcanhares fora do chão durante todo o tempo. Depois, levante gradualmente o corpo e volte à primeira posição. Repetir 12 vezes. Inspire enquanto o corpo se eleva e expire enquanto o corpo se afunda.

4.3 . Medidas antropométricas

A antropometria inclui uma série de métodos não invasivos, económicos e fáceis de executar para estimar a composição corporal. As alterações na saúde geral e no bem-estar dos indivíduos e das populações podem resultar de alterações na composição corporal. A antropometria é utilizada para avaliar e prever o desempenho, a saúde e a sobrevivência dos indivíduos e reflecte o bem-estar económico e social das populações. A antropometria é uma técnica amplamente utilizada, pouco dispendiosa e não invasiva para medir o efeito geral do estado nutricional na composição corporal de um indivíduo ou de uma população.

A gordura corporal pode ser expressa em termos de % de gordura corporal e pode ser utilizada para fazer juízos sobre o estado de cada um relativamente à saúde e à condição física. Lohman *et al* [128] recomendaram um intervalo de 10-20% de gordura corporal como um objetivo ideal de saúde e condição física para os homens. Indicou que este intervalo permite diferenças individuais na atividade física e nas preferências, e está associado a pouco ou nenhum risco para a saúde devido a doenças associadas à gordura. Valores superiores a 20% de gordura corporal aumentam o risco de diabetes, doenças cardíacas e hipertensão. Valores de 20-25% de gordura corporal são considerados moderadamente elevados, 25-31% como elevados e mais de 31% como muito elevados. As mulheres são geralmente cerca de 3% mais gordas do que os homens durante a fase pré-púbere e cerca de 11% mais gordas na fase pós-púbere. O intervalo ideal de gordura corporal para as mulheres é de 15-25%, com 25-30% listado como moderadamente alto, 30-35% como alto e mais de 35% como muito alto [127]. De acordo com Lohman [127], os valores para a percentagem de gordura corporal que estão abaixo do intervalo ideal são os seguintes: para os rapazes, 610% é classificado como baixo e abaixo de 6% como muito baixo, valores comparáveis para as raparigas são 12-15% e abaixo de 12%. Na nossa sociedade, existe uma grande pressão para se ser magro, o que pode ser levado ao extremo. Um problema demasiado comum nas escolas secundárias e nos colégios é uma perturbação alimentar conhecida como *anorexia nervosa*, em que as jovens têm um medo exagerado de engordar. Este medo leva à restrição alimentar e ao aumento do exercício físico, numa tentativa de se manterem magras, quando, de facto, já o são [113]. *A bulinia nervosa* é um distúrbio alimentar em que são ingeridas grandes quantidades de alimentos (binging), seguidas de vómitos auto-induzidos ou do uso de laxantes para livrar o corpo dos alimentos ingeridos (purga). Enquanto *a anorexia nervosa* se caracterizava pela cessação do ciclo menstrual e pelo desenvolvimento de um estado de emagrecimento, a maioria dos bingers/purgadores tem um peso normal [118].

Por isso, é muito importante avaliar a composição corporal, especialmente a % de gordura corporal, para se manter no intervalo ideal de % de gordura corporal e, assim, manter um bom físico. Estudos recentes [145, 146, 153] demonstraram que as aplicações da antropometria incluem a previsão de quem beneficiará das intervenções, a identificação da desigualdade social e económica e a avaliação da resposta às intervenções.

4.4 Índice de Massa Corporal (IMC)

De todos os diferentes parâmetros antropométricos, a altura e o peso dos sujeitos foram registados com a ajuda de um antropómetro e de uma balança, respetivamente, cada um dos quais foi calibrado todos os dias antes do início do trabalho. Todas as medidas antropométricas foram efectuadas, seguindo as técnicas recomendadas por Lohman *et al* [128]. A área de superfície corporal (BSA) dos indivíduos foi calculada utilizando as fórmulas de Mosteller [105] e o IMC foi calculado de acordo com as normas da OMS [139, 140, 141, 144, 145, 148, 149]. O Índice de Massa Corporal (IMC) é um rácio simples de peso por altura que é normalmente utilizado para classificar o excesso de peso e a obesidade em adultos. É calculado como o peso em quilogramas dividido pelo quadrado da altura em metros (kg/m^2). O IMC é independente da idade e é o mesmo para ambos os sexos [149].

i) Índice de massa corporal = $\dfrac{\text{Body weight in kg.}}{\text{Body height in m}^2}$

ii) Área de superfície corporal = SQRT [Altura (cm) X Peso (kg) / 3600]

4.5 Composição corporal

A composição corporal pode ser avaliada com base em modelos de 4 componentes (mineral, água, proteína e gordura), de 3 componentes (água corporal, proteína + mineral e gordura ou água corporal + proteína, mineral e gordura) e de 2 componentes (massa gorda e massa isenta de gordura) [119].

O modelo de 4 componentes é o mais preciso, mas o modelo de 2 componentes é amplamente aceite, prático e bastante preciso. Neste contexto, por composição corporal, entendemos o modelo de 2 componentes, ou seja, a avaliação da massa corporal magra (LBM) que inclui todos os tecidos, com exceção da gordura de depósito, que é o segundo componente principal [120].

A MCM está, em comparação com o peso corporal total, mais intimamente relacionada com um conjunto de variáveis fisiológicas, tais como o consumo de oxigénio em condições basais e durante diferentes cargas, débito cardíaco, capacidade vital, volume respiratório, depuração renal, desempenho, etc. [120, 121, 122, 123, 124, 125]. Como resultado da ação destes diferentes factores, durante a ontogénese, no desenvolvimento da composição corporal, são encontradas grandes diferenças individuais a este respeito, mesmo entre indivíduos de idade, altura e peso corporal semelhantes. A medição da massa corporal magra e da gordura permite,

assim, avaliar uma caraterística morfológica e funcional importante do organismo; além disso, a massa corporal magra serve como um dos padrões de referência básicos, para além do peso corporal, da área de superfície corporal, etc., que nem sempre se revelam satisfatórios, especialmente do ponto de vista do metabolismo energético durante a ontogénese. O papel do músculo esquelético foi estabelecido como um dos principais factores que determinam o desenvolvimento individual e, por conseguinte, todo o processo de evolução, e designado, em contraste com a regra de energia da superfície corporal, a "regra de energia da atividade dos músculos esqueléticos" (que representam a parte principal da MCN e que são dificilmente mensuráveis *in vivo*).

A avaliação da composição corporal foi efectuada através da medição da espessura das dobras cutâneas em diferentes locais. A espessura da prega cutânea (EPT) é definida como uma medida da espessura dupla da epiderme, da fáscia subjacente e do tecido adiposo subcutâneo. Existem dois pressupostos principais para determinar a gordura corporal total a partir das pregas cutâneas:

♦ que existe uma relação constante entre a gordura corporal total e a gordura subcutânea nos locais medidos. A equação de Siri (1961) [136] utiliza o modelo de dois compartimentos, de modo que o corpo humano consiste em massa gorda (MG) e massa isenta de gordura (MLG) e assume que a densidade dos dois compartimentos é constante entre os indivíduos em 0,90 g/cm^3 para MG e 1,10 g/cm^3 para MLG.

♦ que a densidade de FFM é constante.

As medições da prega cutânea também pressupõem que a gordura subcutânea é um indicador fiável da gordura corporal total e que a compressibilidade da prega cutânea permanece constante. Durnin e Womersley [107] validaram a soma de quatro SFT (bicípite, tricípite, subescapular e suprailíaco) contra a densitometria e conceberam equações de regressão linear baseadas na população, dependentes do sexo e da idade, para estimar a densidade corporal total. Todas as medições do TFS foram efectuadas pelo investigador em posições idênticas em cada indivíduo, seguindo as diretrizes antropométricas da Organização Mundial de Saúde (OMS, 1987) [145].

O componente não gordo da composição corporal é designado por massa isenta de gordura (FFM) e existe principalmente como o principal componente estrutural e funcional do corpo humano. O compartimento de FFM consiste em proporções de água (72%), proteína (21%) e minerais ósseos (7%). O compartimento de gordura do corpo é designado por massa gorda (MG) e varia consideravelmente entre indivíduos em termos de quantidade absoluta. A massa gorda consiste em 20% de água e 80% de tecido adiposo e pode, em pessoas obesas, ser o maior componente do corpo.

O desenvolvimento da massa corporal magra (MCM) depende tanto de factores genéticos (nos seres humanos, especialmente durante o crescimento), como a altura e a constituição corporal, como de estímulos ambientais (nutrição, atividade física, etc.). O número de fibras nos músculos esqueléticos, que representam a parte principal da MCM, é estabelecido já durante o $4°$ e/ou $5°$ mês de vida embrionária [126], tal como a proporção de fibras musculares brancas e vermelhas. As alterações posteriores na quantidade absoluta de massa muscular magra ocorrem, portanto, dentro de um certo intervalo determinado geneticamente, mesmo quando a massa muscular magra e o rácio de gordura de depósito variam muito devido a fases ontogenéticas, factores ambientais, etc. [129]. [129]. A própria MCM muda em termos de composição durante a ontogénese: a proporção de MCM formada por órgãos internos, músculos e esqueleto (que, em condições normais, é uma parte muito constante da MCM) difere durante o crescimento e na velhice. Durante o crescimento, ou seja, durante o período de elevada rotação de energia, os órgãos internos representam um rácio significativamente mais elevado do que em qualquer outra fase da vida. Estes órgãos metabolicamente muito activos não aumentam proporcionalmente durante o crescimento e a maturação, como acontece com outras partes do corpo. Já foi relatado [130] que os pesos do fígado, coração, baço e supra-renais nas fases iniciais da ontogénese são mais elevados em relação ao peso corporal total do que nas fases posteriores da vida. Isto não se deve a relações alteradas de LBM e gordura corporal em diferentes períodos de idade, mas aplica-se também em relação à LBM do organismo [131]. Os órgãos acima mencionados formam a maior proporção de LBM durante o período de crescimento e esta relação diminui com a senilidade. Isto assegura que não só a proporção dos componentes principais da MCN e da gordura, mas também a sua composição muda durante a ontogénese, de acordo com o nível geral de rotação de energia.

Para efetuar a medição da prega cutânea, foi utilizado um compasso de prega cutânea (Holtain skin-fold calliper, modelo n.° 2046F, fabricado pela Mitutoyo, Made in Japan). Para efetuar a medição, a pele é agarrada cerca de 1 com. acima do local selecionado e o compasso aplicado abaixo deste local, a pega é removida e a medição anotada com uma aproximação de 0,2 mm. O compasso é então retirado. Este procedimento é repetido para três medições sucessivas, sendo o valor médio calculado. A densidade corporal e a percentagem de gordura corporal são calculadas utilizando as equações de Durnin e Womersley [107], para cada lado do corpo, utilizando as seguintes equações :

Densidade (g/cm3) = c - m (log SS);

Onde : D = Densidade, c & m = coeficientes padrão específicos para a idade e o sexo, SS = Soma das quatro medidas das dobras cutâneas (mm).

Uma vez calculada a densidade, a equação de Siri (1961) [136] é utilizada para estimar a percentagem de gordura corporal:

Gordura (%) = [(4,95 / D) - 4,5] x 100;

Onde : D = Densidade, 4.95 & 4.5 são as constantes calculadas por Siri (1961) [136] usando os pressupostos sobre a densidade de FM e FFM.

A percentagem de gordura corporal (PBF), a gordura corporal total (TBF), a massa corporal magra (LBM), a massa gorda (FM), a massa isenta de gordura (FFM), o índice de massa gorda (FMI) e o índice de massa isenta de gordura (FFMI) foram calculados utilizando as seguintes equações padrão. [105, 106, 107, 136, 142, 143,

147, 150, 151, 152].

1) Gordura corporal total (kg.) = [Peso corporal (kg.) x %Gordura corporal] / 100.
2) Massa corporal magra = Peso corporal total - Gordura corporal total.
3) FM (kg.) = (PBF / 100) x Peso (kg.)
4) FMI (kg/m^2) = FM (kg.) / Altura^2 (m)
5) FFM (kg.) = Peso (kg.) - Massa gorda (kg.)
6) FFMI (kg/m^2) = FFM (kg.) / Altura^2 (m).

4.6 Inquérito nutricional

Os nutrientes hidratos de carbono, gorduras e proteínas consumidos diariamente fornecem a energia necessária para manter as funções do organismo, tanto em repouso como nas várias formas de atividade física. Para além do seu papel de combustível biológico, estes nutrientes (designados pelos nutricionistas como macronutrientes) desempenham também um papel importante na manutenção da integridade estrutural e funcional do organismo. Neste capítulo, é dada ênfase à sua importância na manutenção das funções fisiológicas.

Os hidratos de carbono têm várias funções importantes relacionadas com o desempenho no exercício físico. A principal função dos hidratos de carbono é servir de combustível energético para o organismo. É importante que sejam ingeridas regularmente quantidades adequadas de hidratos de carbono para manter as reservas relativamente limitadas de glicogénio do organismo. Se forem ingeridos poucos hidratos de carbono, a glicose é obtida a partir da degradação do glicogénio e as reservas de hidratos de carbono ficam esgotadas. Em contrapartida, após uma refeição, os hidratos de carbono em excesso podem ser rapidamente convertidos em glicogénio muscular e hepático. Quando a capacidade de armazenamento de glicogénio da célula é atingida, os açúcares em excesso são convertidos e armazenados sob a forma de gordura. Esta ação ajuda a explicar o aumento da gordura corporal quando se consome um excesso de calorias sob a forma de hidratos de carbono. Este processo ocorre mesmo que a dieta seja pobre em gorduras. Os hidratos de carbono têm também um efeito "poupador de proteínas". Uma outra função dos hidratos de carbono é servir de "primário" para o metabolismo das gorduras. Os hidratos de carbono são essenciais para o bom funcionamento do sistema nervoso central. Em condições normais e em caso de inanição de curta duração, o cérebro utiliza quase exclusivamente a glicose sanguínea como combustível e não dispõe essencialmente de qualquer reserva deste nutriente.

As proteínas constituem cerca de 12-15% da massa corporal. Os aminoácidos são blocos de construção essenciais de determinadas hormonas e são necessários para a ativação de determinadas vitaminas que desempenham um papel fundamental na regulação metabólica e fisiológica. Os aminoácidos fornecem a substância principal para a síntese de componentes celulares, bem como de novos tecidos. As proteínas também desempenham um papel importante na regulação da qualidade ácido-base dos fluidos corporais. Esta função de tampão é importante durante o exercício vigoroso, quando se formam grandes quantidades de metabolitos ácidos. As proteínas são essenciais para a contração muscular; a actina e a miosina são as proteínas estruturais que "deslizam" umas sobre as outras quando o músculo encurta durante o movimento.

As funções mais notáveis da gordura corporal incluem (a) fornecer a maior reserva de energia potencial do corpo, (b) servir de almofada para a proteção de órgãos vitais e (c) fornecer isolamento do stress térmico de ambientes frios. A gordura constitui o combustível celular ideal porque cada molécula transporta grandes quantidades de energia por unidade de peso, é facilmente transportada e armazenada e é facilmente convertida em energia. Em repouso, em indivíduos bem nutridos, a gordura pode fornecer até 80-90% das necessidades energéticas do organismo. O conteúdo de gordura do corpo constitui aproximadamente 15% da massa corporal dos homens e 25% das mulheres. Consequentemente, a energia potencial armazenada nas moléculas de gordura de um homem médio em idade universitária é de cerca de 1.00.000 calorias.

Treze vitaminas diferentes foram isoladas, analisadas, classificadas, sintetizadas e as doses dietéticas recomendadas foram estabelecidas. Estas vitaminas são classificadas como lipossolúveis e hidrossolúveis. As vitaminas lipossolúveis são as vitaminas A, D, E e K; as vitaminas hidrossolúveis são a piridoxina (B6), a tiamina (B1), a riboflavina (B2), a niacina (ácido nicotínico), o ácido pantoténico, a biotina, o ácido fólico, a cinocobalamina (B12) e o ácido ascórbico (C). Embora as vitaminas não contenham energia útil para o organismo, servem geralmente como elos essenciais para ajudar a regular a cadeia de reacções metabólicas que facilitam a libertação da energia ligada à molécula do alimento e controlam o processo de síntese dos tecidos. Dado que as vitaminas podem ser utilizadas repetidamente nas reacções metabólicas, as necessidades vitamínicas dos atletas não são geralmente superiores às necessidades das pessoas sedentárias.

Os minerais tendem a incorporar-se nas estruturas e nas substâncias químicas activas do organismo. Os minerais desempenham três funções gerais no organismo. Os minerais fornecem estrutura para a formação de vários componentes corporais, como ossos e dentes, por exemplo, cálcio e fósforo.

O método selecionado para a avaliação do regime alimentar na investigação depende do objetivo da avaliação, do financiamento disponível e da carga. É adequado impor-se à resposta e ao estudo. Os métodos habitualmente utilizados incluem:

♦ Uma única recolha de 24 horas

♦ Multiplicar as recolhas de 24 horas ou multiplicar os registos de dieta

♦ Questionários de frequência alimentar

♦ Breves instrumentos de rastreio alimentar

Os dados sobre o consumo alimentar podem ser recolhidos a nível nacional, do agregado familiar ou do indivíduo. Embora os dados recolhidos ao nível do indivíduo sejam os mais úteis para avaliar a adequação da dieta e a adesão às FBDG, os dados sobre a oferta de alimentos e o agregado familiar fornecem informações, ou seja, são úteis para muitos outros fins. A informação relativa à disponibilidade de alimentos ao nível do agregado familiar pode ser recolhida através de uma variedade de métodos [109, 110]. Esses dados são úteis para comparar a disponibilidade de alimentos entre diferentes comunidades, áreas geográficas e grupos socioeconómicos, e para acompanhar as alterações alimentares na população total e nos subgrupos populacionais.

As seguintes considerações ajudarão a selecionar o método que melhor satisfaz os objectivos do inquérito: os alimentos ou nutrientes de interesse primário; a necessidade de dados de grupo versus dados individuais; a necessidade de consumos absolutos versus estimativas de consumos relativos; as caraterísticas da população (idade, sexo, motivação, educação/alfabetização, diversidade cultural); o período de tempo de interesse; o nível de especificidade necessário para descrever os alimentos; e os recursos disponíveis, incluindo dados sobre a composição dos alimentos, se os nutrientes tiverem de ser calculados.

Quando são necessárias estimativas absolutas ou relativas da ingestão de nutrientes, o registo alimentar e o recordatório alimentar são claramente os métodos de escolha para estimar a ingestão média. Estes são os únicos métodos que fornecem dados sobre os alimentos efetivamente consumidos, uma vez que tanto o questionário de frequência alimentar como o registo alimentar se baseiam na perceção subjectiva a longo prazo dos hábitos alimentares típicos de um participante. Um único dia de ingestão por participante no estudo é adequado para estimar as médias do grupo, e um balanço representativo de todos os dias da semana deve ser incluído na recolha de dados, se possível. Se a distribuição dos consumos individuais habituais dentro dos grupos também for necessária, são necessários, pelo menos, dois dias não consecutivos de consumo por indivíduo para permitir estimar a variabilidade dia a dia dentro de cada pessoa. A combinação de dias da semana para cada indivíduo deve ser raramente atribuída.

Geralmente, é necessário um mínimo de três a quatro dias de ingestão para caraterizar a ingestão individual habitual de energia e de macronutrientes [109]. Se a variabilidade sazonal for uma preocupação, recomenda-se a recolha de vários dias de ingestão em cada estação do ano. Ao combinar a recolha de dados sobre a ingestão de alimentos com a pesagem/medição das crianças e da mãe (para obter o seu IMC a partir de uma tabela padrão) e com perguntas sobre a ocorrência de doenças nas duas últimas semanas, pode-se obter uma imagem global do estado nutricional das crianças e dos adultos na comunidade, e se os problemas básicos podem estar mais relacionados com as práticas de alimentação, com doenças ou com a escassez geral de alimentos. Se a ingestão alimentar for recolhida ao longo de vários dias, os dados começam a aproximar-se da ingestão habitual de um indivíduo. Assim, se forem recolhidos dias suficientes de cada indivíduo, esta pode ser uma medida adequada para utilizar em investigações em que a ingestão habitual do indivíduo é a unidade de interesse [109].

Quanto ao número de dias necessários, tem havido uma extensa investigação sobre este tema [108, 109]. Geralmente, são necessários pelo menos três dias de dados sobre a dieta para o nutriente mais estável, a percentagem de calorias para a gordura. Outros macronutrientes requerem mais, e os micronutrientes, como a vitamina C e a vitamina A, requerem muitos mais dias. Alguns consideram que vários dias de registos da dieta são um padrão de ouro para a recolha de dados individuais sobre a dieta. Para a recolha de dados, foi utilizado um questionário normalizado de inquérito alimentar, tal como utilizado pelo Instituto Nacional de Nutrição e pelo ICMR, modificado de acordo com os requisitos. Para este estudo, foi efectuado um inquérito alimentar em cada família durante um período de sete dias. A partir destes dados, o estado nutricional de cada família foi calculado com a ajuda da tabela de composição alimentar [138].

4.7 Medição da frequência cardíaca em repouso

Os sujeitos do estudo foram levados para o laboratório do Departamento de Fisiologia Humana da Universidade de Calcutá, em lotes, nas primeiras horas da manhã, e a sua pulsação em repouso foi medida por palpação depois de terem repousado durante 30 minutos. Para medir a pulsação no pulso, os dedos indicador e médio foram colocados sobre a parte inferior do pulso oposto, abaixo da base do polegar, e pressionados firmemente com os dedos planos até se sentir a pulsação.

A medição do pulso pode fornecer informações muito importantes sobre a nossa saúde. Qualquer alteração do ritmo cardíaco normal indica um problema de saúde. Um pulso rápido pode indicar uma infeção ou desidratação. Em situações de emergência, a frequência do pulso pode ajudar a determinar se o coração do doente está a bombear. A medição do pulso também tem outras utilizações. Durante o exercício ou imediatamente após o exercício, a frequência do pulso pode dar informações sobre o nosso nível de fitness e saúde.

Os batimentos cardíacos em repouso que estão constantemente elevados (taquicardia) podem indicar um problema, pelo que devemos consultar um profissional de saúde. Um pulso irregular também pode indicar um problema. Um pulso que é difícil de sentir pode indicar bloqueios na artéria. Esses bloqueios são comuns em pessoas com diabetes ou aterosclerose causada por colesterol alto. A frequência cardíaca normal em repouso varia entre 40 batimentos por minuto e 100 batimentos por minuto. Idealmente, a nossa frequência cardíaca em repouso varia entre 60 e 90 batimentos por minuto. A frequência cardíaca média em repouso para um homem é de 70 batimentos por minuto e para uma mulher é de 75 batimentos por minuto.

4.8 . Medição da tensão arterial

A maioria dos aparelhos de medição da pressão arterial depende de uma caraterística comum, nomeadamente, a oclusão da artéria de uma extremidade (braço, pulso, figura ou perna, etc.) com uma braçadeira insuflável para medir a pressão arterial de forma oscilométrica ou através da deteção dos sons de Korotkoff. A panóplia de técnicas atualmente disponíveis deve a sua origem à técnica convencional de medição auscultatória da pressão arterial e estas novas técnicas devem, de facto, demonstrar que são tão precisas como o esfigmomanómetro de mercúrio tradicional.

Independentemente do dispositivo utilizado para medir a pressão arterial, é necessário reconhecer que a pressão arterial é um fenómeno hemodinâmico variável, que é influenciado por muitos factores, entre os quais as circunstâncias da própria medição. Estas influências sobre a pressão arterial podem ser significativas, sendo frequentemente responsáveis por aumentos da pressão arterial sistólica superiores a 20 mm Hg, e se forem ignoradas, ou não reconhecidas, a hipertensão será diagnosticada erradamente e serão instituídas medidas inadequadas. O observador deve estar consciente da variabilidade considerável que pode ocorrer na pressão arterial de momento para momento com a respiração, a emoção, o exercício, as refeições, o tabaco, o álcool, a temperatura, a dissensão da bexiga, a dor, etc.

A pressão arterial sistólica e diastólica foi medida de acordo com o protocolo padrão com a ajuda de um esfigmomanómetro digital [Monitor de pressão arterial de insuflação manual (modelo M2), Omron Health Care Co. Ltd., Japão]. Foram efectuados três registos sucessivos e calculada a média dos mesmos.

4.8.1 Método de medição da tensão arterial

Com a braçadeira de tensão arterial desinsuflada e a válvula de ar fechada, a braçadeira foi enrolada à volta do braço do indivíduo e bombeada até a pressão atingir cerca de 180 mmHg, o que oclui as artérias principais. A extremidade redonda do estetoscópio (peça peitoral) foi colocada mesmo ao lado (na direção da palma da mão) da braçadeira de tensão arterial e, em seguida, o ar foi libertado lentamente, rodando suavemente a válvula de ar. À medida que a pressão desce lentamente, ouve-se o primeiro som de batimento cardíaco e anota-se a pressão no mostrador. Esta é a pressão arterial sistólica. À medida que a pressão desce mais e o som dos batimentos desaparece, considera-se que se trata da pressão arterial diastólica. Em seguida, abre-se a válvula de ar para libertar o ar restante da braçadeira.

4.9 Medição da aptidão física

O nível de aptidão física dos indivíduos foi avaliado através do teste Harvard Step Test modificado, que era uma versão modificada [111, 112] do teste desenvolvido por Brouha *et al* [110] nos Laboratórios de Fadiga de Harvard durante a Segunda Guerra Mundial. É um tipo de teste de esforço cardíaco para detetar e/ou diagnosticar doenças cardiovasculares [116, 117]. É simples de realizar, requer um equipamento mínimo e dá uma medida bastante boa da condição física e da nossa capacidade de recuperação após um exercício extenuante. Quanto mais rapidamente a frequência cardíaca voltar ao estado de repouso, melhor será o nível de aptidão física [114, 115]. Vários estudos recomendaram que a altura das fezes, tal como recomendado no protocolo original, é demasiado elevada para a população indiana, uma vez que esta tem uma altura baixa em comparação com os seus homólogos europeus e americanos. Também foi sugerido que a altura das fezes deveria ser diferente consoante a idade e o sexo. Assim, para este estudo, foram incorporados protocolos modificados durante a realização do Harvard Step Test nestes grupos de indivíduos, bem como nos sexos [132, 133, 134, 135].

Foi pedido aos indivíduos da população em estudo que se voluntariassem para o estudo. O protocolo [110, 111] e a necessidade da experiência foram-lhes explicados e só foram escolhidos voluntários para o estudo.

Os indivíduos com antecedentes de problemas cardiovasculares ou respiratórios foram excluídos do estudo. Os sujeitos subiam e desciam num banco a um ritmo de 30 passos completos por minuto, ao ritmo de um metrónomo, durante 5 minutos, exceto se parassem antes por exaustão. A contagem do pulso de recuperação foi medida a $1-1\frac{1}{2}$, $2-2\frac{1}{2}$, $3-3\frac{1}{2}$ minutos de recuperação. A aptidão física foi classificada como:

PFI = (Duração do exercício em segundos x 100) / [2 x ($1-1\frac{1}{2}$ min., $2-2\frac{1}{2}$ min., $3-3\frac{1}{2}$ min. taxas de pulso de recuperação)]

4.10 Análise estatística

A análise estatística [Teste t de Student, Teste de significância, Correlação] [137] foi efectuada para determinar se existe alguma diferença significativa em termos de desenvolvimento da saúde e do desempenho entre os grupos sujeitos. O nível de significância foi fixado em 0,05. Foram também calculadas equações de regressão para vários parâmetros correlacionados. Todos os cálculos estatísticos foram efectuados utilizando o SPSS versão 12.0 para Windows.

Capítulo 5

RESULTADOS

Secção 1- Composição Corporal, Parâmetros Cardiovasculares & Estado Nutricional de Rapazes Escuteiros em Exercício (Grupo EB)

As várias variáveis antropométricas que são importantes na determinação da composição corporal são ilustradas na Tabela 5.1.2 abaixo para os escuteiros que participaram na experiência. A partir da tabela, torna-se claro que os escuteiros tinham um peso corporal normal, não tendo sido registada qualquer incidência de baixo peso. Para além disso, os valores do IMC dos escuteiros também se encontram dentro dos limites da normalidade. Outros parâmetros relacionados com as medidas antropométricas do corpo também se encontram dentro dos valores normais, o que se verifica tanto no período pré como no pós-experimento.

O quadro 5.1.3 fornece-nos os valores de hemoglobina dos escuteiros. Também aqui se pode deduzir dos níveis de hemoglobina que os escuteiros não sofriam de anemia, tanto no período pré como no pós-experimento. O ligeiro aumento dos valores de hemoglobina no caso dos escuteiros após o exercício pode ser atribuído ao aumento de hemácias que ocorre normalmente em caso de atividade física regular. A ingestão de nutrientes e de energia também foi comparável à RDA (Tabela 5.1.4/5.1.5). Este grupo também tem um bom nível de PFI e os seus parâmetros cardiovasculares estão dentro dos limites normais. (Tabela 5.1.6).

Tabela 5.1.1 Distribuição da população estudada:

Grupos	Rapazes	Raparigas	Total geral
Controlo Grupos sedentários	38	26	64
Grupos experimentais sedentários	56	30	86
Grupos de exercício de escuteiros e guias	44	27	71
Total	138	83	221

Tabela 5.1.2 - Composição corporal dos escuteiros (Grupo-EB) Pré e Pós-Experimento. (Média ± DP)

parâmetros Etapas\	Peso (kg)	BSA (m2)	IMC	%Gordura	LBM (Kg*.)	FM (Kg)	FFM (Kg)	FMI	FFMI
Pré-Exp.	43.27 ± 6.8	1.41 ± 0.15	20.76 ± 2.1	9.79 ± 1.2	39.87 ± 6.2	4.25 ± 0.5	39.02 ± 5.8	1.64 ± 0.3	15.43 ± 1.5
PostExp.	43.32 ± 6.5	1.42 ± 0.12	21.76± 2.5	9.30 ± 1.0	39.95 ± 6.0	4.05 ± 0.7	39.27 ± 5.7	1.56 ± 0.2	15.47 ± 1.8

Tabela 5.1.3 - Níveis de hemoglobina dos escuteiros (Grupo-EB) antes e depois da experiência (média ± DP)

Fases	Hemoglobina (gm %)(*)
Pré-Exp	13.55 ± 0.89
Pós-Exp	13.62 ± 0.85

*= significativo (p<0,05)

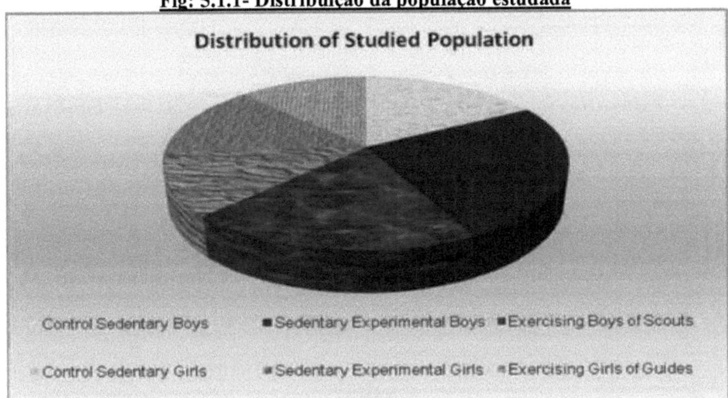

Fig: 5.1.2- Comparação da Composição Corporal dos Escoteiros (Grupo-EB) Pré e Pós-Experimento (Média ± DP)

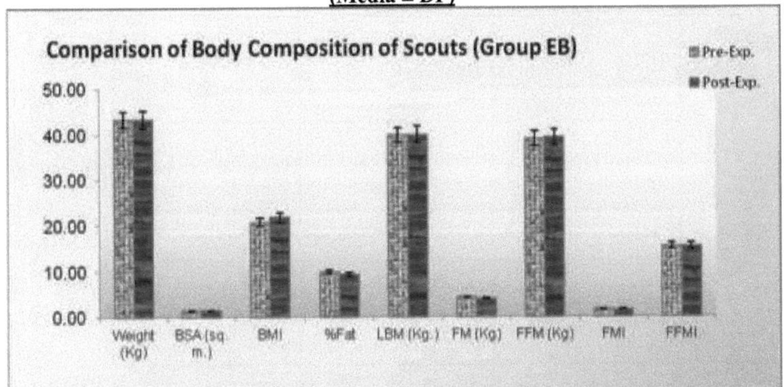

Fig: 5.1.3- Comparação dos níveis de hemoglobina dos escuteiros (Grupo-EB) Pré e Pós-Experimento (Média ± DP)

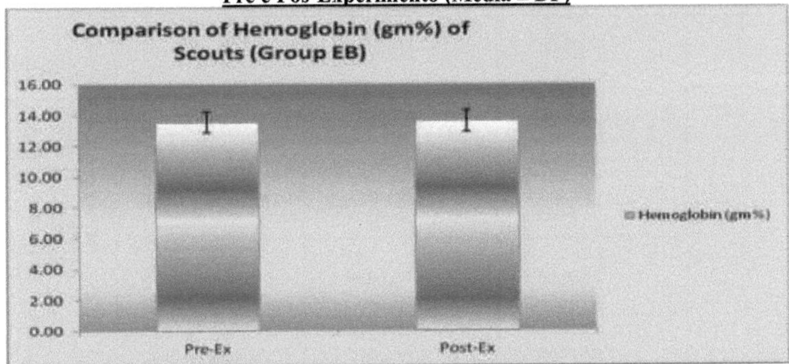

Tabela 5.1.5 - Consumo energético dos escuteiros (Grupo-EB) pré e pós-experimento (Média ± DP)

Fases	Energia (KCal)	Energia (K Cal)
Pré-Exp.	2,312.22 ± 105.3	-

Pós-Exp.	2,417.73 ± 116.63	-
RDA	-	2750

Tabela 5.1.6 - Parâmetros Cardiovasculares dos Escoteiros (Grupo-EB) Pré e Pós-Experimento (Média ± DP)

Fases	Frequência cardíaca (batimentos/mim)	Pressão arterial sistólica (mmHg)	Pressão arterial diastólica (mmHg*)	PIF
Pré-Exp.	82.73 ±8.9	116.06 ±9.9	76.45 ±7.7	76.23 ±6.4
Pós-Exp.	82.60 ±9.5	116.33 ± 10.8	76.61 ±8.2	78.55 ±8.2

Tabela 5.1.4 - Consumo de nutrientes dos escoteiros (Grupo-EB) antes e depois do experimento (Média ± DP)

Pós-Exp.	Pré-Exp.	Parâmetros Fases
451.81± 44.2	433.39 ±48.1	Hidratos de carbono (gm)
71.80±7.8	71.49 ±7.7	Proteína (gm)
22.59± 12.9	21.67± 13.13	Gordura (gm)
41.92±36.5	40.78 ±25.2	Vitamina C (mg)
42.46± 8.5	42.18 ±8.6	Ferro (mg)
569.59± 41.28	551.43 ±47.25	Ca (mg)
135.47 ±0.8	133.82 ± 0.7	Vitamina A (mg)
1.20 ±0.03	1.16 ± 0.04	Vitamina Bl (mg *)
1.98 ±0.05	1.88 ± 0.02	Vitamina B6 (mg)
17.12 ±2.75	16.80 ± 2.79	Ácido nicotínico (mg)

*= significativo (p<0,05)

Fig: 5.1.4- Consumo de nutrientes dos escuteiros (Grupo-EB) antes e depois da experiência (média ± DP)

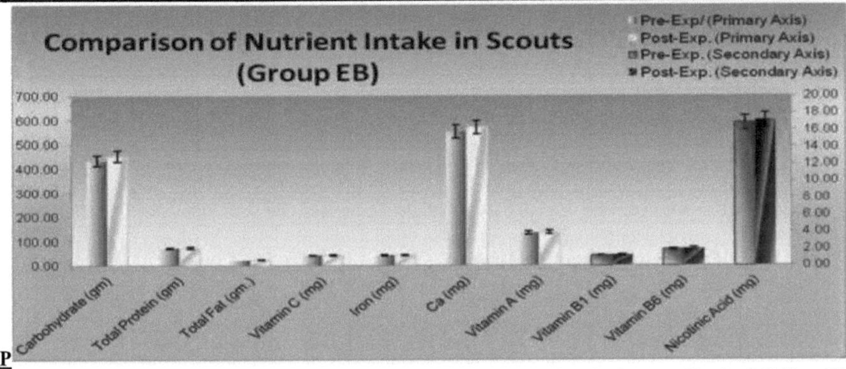

Fig: 5.1.5- Consumo energético dos escuteiros (Grupo-EB) antes e depois da experiência (Média ± DP)

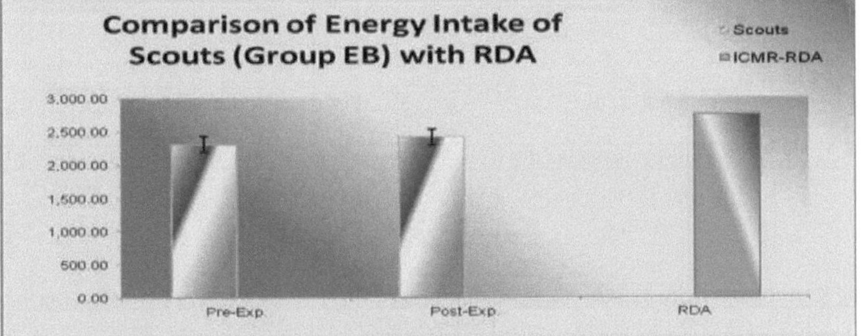

Fig: 5.1.6- Parâmetros Cardiovasculares dos Escoteiros (Grupo-EB) Pré e Pós-Experimento (Média ± DP)

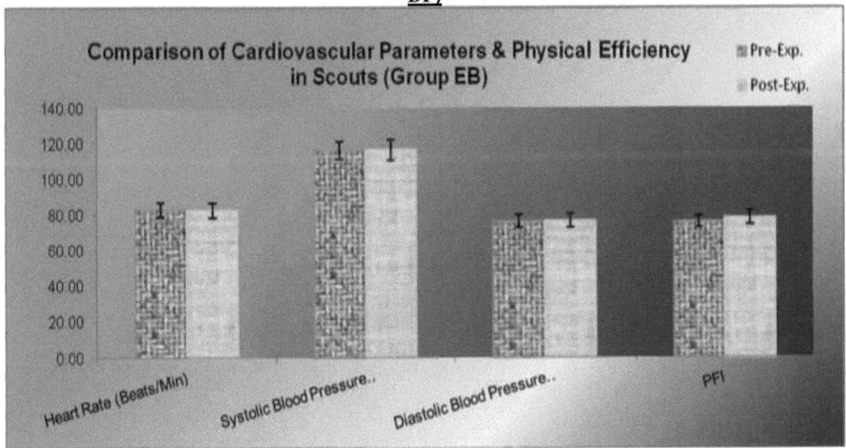

Secção 2 - Composição corporal, parâmetros cardiovasculares e estado nutricional estado nutricional de raparigas praticantes de exercício físico (Grupo EG)

No caso das raparigas-guia que participaram na experiência, as diversas variáveis antropométricas estão tabuladas na Tabela 5.2.1 abaixo. A partir da tabela, pode presumir-se que as raparigas-guia tinham um peso corporal normal e não estavam abaixo do peso. Além disso, os valores do IMC das raparigas guias são significativamente mais elevados do que os dos escuteiros e, de acordo com os seus níveis de IMC, podem ser classificados como obesos de classe I (moderadamente obesos). Outros parâmetros relacionados com as medidas antropométricas do corpo, especialmente os relacionados com a gordura corporal, são também significativamente mais elevados neste grupo. Este facto verifica-se tanto no período pré como no pós-experimento.

A tabela 5.2.2 fornece-nos os valores de hemoglobina das raparigas guias. Pode deduzir-se dos níveis de hemoglobina das guias que elas não sofrem de anemia - tanto no período pré como no pós-experimental. O ligeiro aumento dos valores de hemoglobina no caso das guias após o exercício pode ser atribuído ao aumento de hemácias que ocorre normalmente em caso de atividade física regular. A ingestão de nutrientes e de energia dos guias era mais elevada, o que resulta em excesso de peso. (Quadros 5.2.1/5.2.2). O seu nível de PFI e os seus parâmetros cardiovasculares estão dentro dos limites normais (Tabela 5.2.4/5.2.5).

Tabela 5.2.1 - Composição corporal dos Guias (Grupo-EG) Pré e Pós-Experimento (Média ± DP)

Parâmetros Fases	Peso (Kg)	BSA (m2)	IMC	%Gordura	LBM (Kg)	FM (Kg)	FFM (Kg)	FMI	FFMI
Pré-Exp.	40.07 ± 9.2	1.30 ± 0.09	22.76 ± 3.4	13.95 ± 1.8	34.45 ± 5.2	5.63 ± 1.2	34.45 ± 5.1	2.49 ± 0.5	15.25 ± 1.9
Pós-Exp.	40.19 ± 8.8	1.30 ± 0.08	22.94 ± 3.3	13.86 ± 1.5	34.58 ± 5.1	5.61 ± 1.3	34.58 ± 5.0	2.48 ± 0.5	15.31 ± 1.7

Tabela 5.2.2 - Níveis de hemoglobina dos Guias (Grupo-EG) Pré e Pós-Experimento (Média ± DP)

Fases	Hemoglobina (gm%)
Pré-Exp.	12.83 ± 1.76
Pós-Exp.	12.87 ± 1.84

Fig: 5.2.1- Comparação da Composição Corporal dos Guias (Grupo-EG) Pré e Pós-Experimento (Média ± DP)

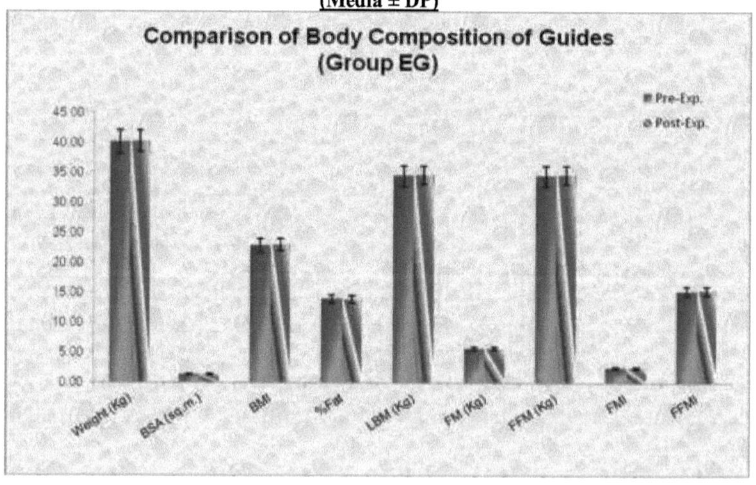

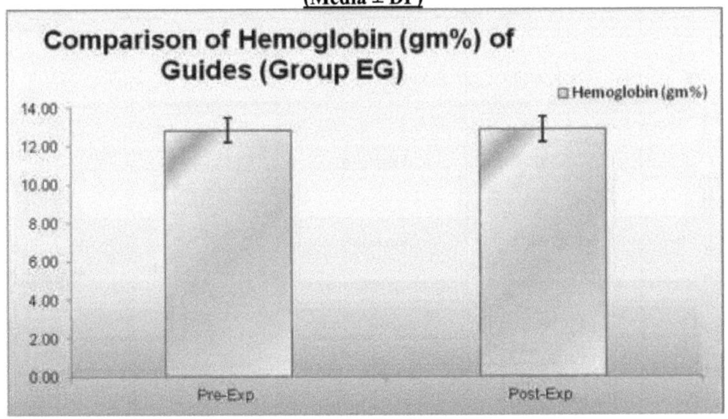

Tabela 5.2.4 - Consumo energético dos Guias (Grupo-EG) Pré e Pós-Experimento (Média ± DP)

Fases	Energia (KCal)	Energia (K Cal)
Pré-Exp. (*)	2,155.27 ± 127.2	-
Pós-Exp. (*)	2,161.99 ± 131.25	-
RDA	-	2330

*= significativo (p<0,05)

Tabela 5.2.5 - Parâmetros Cardiovasculares dos Guias (Grupo-EG) Pré e Pós-Experimento (Média ± DP)

Fases	Frequência cardíaca (batimentos/min)	Pressão arterial sistólica (mmHg*)	Pressão arterial diastólica (mmHg)	PIF
Pré-Exp.	74.19 ±7.5	115.93 ± 12.2	75.41 ±7.6	75.28 ±9.5
Pós-Exp.	73.96 ±7.3	116.89 ± 10.5	75.78 ±7.8	76.42 ± 10.4

Tabela 5.2.3 - Consumo de nutrientes dos Guias (Grupo-EG) Pré e Pós-Experimento (Média ± DP)

Pós-Exp.	Pré-Exp.	Parâmetros Fases
394.14 ±41.2	393.95 ±39.5	Hidratos de carbono (gm)
64.01± 12.9	32.27 ± 12.3	Proteína total (gm)

38.42 ± 16.3	37.89 ± 17.3	Gordura total (gm)
36.16 ±9.9	35.69 ± 10.1	Vitamina C (mg)
27.25 ± 1.5	26.49 ± 1.1	Ferro (mg)
508.51 ±45.1	504.86 ±40.6	Ca (mg*)
134.01 ±0.9	130.99 ±0.8	Vitamina A (mg)
0.98 ±0.5	0.95 ±0.6	Vitamina Bl (mg)
1.98 ±0.17	1.95 ±0.16	Vitamina B6 (mg)
15.25 ±2.5	14.82 ±2.9	Ácido nicotínico (mg)

Fig: 5.2.3- Consumo de nutrientes das Guias (Grupo-EG) Pré e Pós-Experimento (Média ± DP)

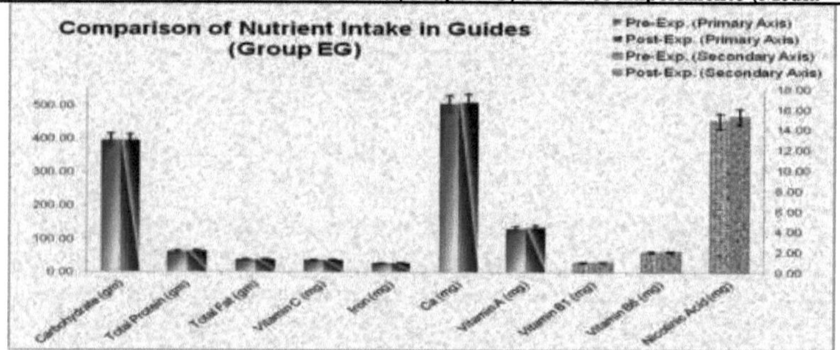

Fig: 5.2.4- Consumo energético das Guias (Grupo-EG) Pré e Pós-Experimento (Média ± DP

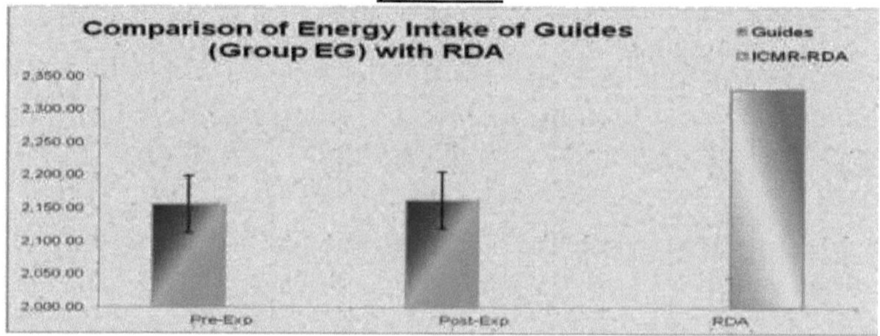

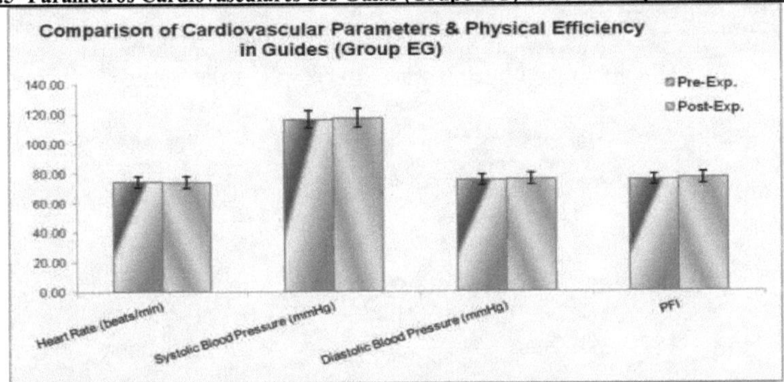

Secção 3 - Composição corporal, parâmetros cardiovasculares e
Estado nutricional de rapazes experimentais sedentários (Grupo SB)

No caso dos rapazes do grupo experimental sedentário que participaram na experiência, as várias variáveis antropométricas estão tabuladas na Tabela 5.3.1 abaixo. A partir da tabela, pode presumir-se que os rapazes do grupo experimental sedentário tinham um peso corporal normal e não estavam abaixo do peso. Além disso, os valores do IMC dos rapazes do grupo experimental sedentário estão dentro dos limites normais e não parecem sofrer de subnutrição ou de deficiência energética crónica. Outros parâmetros relacionados com as medidas antropométricas do corpo, especialmente os relativos à gordura corporal, também são normais neste grupo. Isto é válido tanto para o período pré como para o período pós-experimento.

A Tabela 5.3.2 fornece-nos os valores de hemoglobina dos rapazes do grupo experimental sedentário. Pode deduzir-se dos níveis de hemoglobina dos rapazes do grupo experimental sedentário que eles não sofrem de anemia - tanto no período pré como no pós-experimental. O ligeiro aumento dos valores de hemoglobina no caso dos rapazes do grupo experimental sedentário após o exercício pode ser atribuído ao aumento de hemácias que ocorre normalmente em caso de atividade física regular. A sua ingestão de nutrientes e energia era um pouco inferior à justificada pela sua RDA (Tabela 5.3.3/ Tabela 5.3.4), mas os seus parâmetros PFI e cardiovasculares eram normais (Tabela 5.3.5).

Tabela 5.3.1 - Composição corporal dos rapazes experimentais sedentários (Grupo-SB)
Pré e pós-experimento (média ± DP)

parâmetros Fases \	Peso (Kg)	BSA (m2)	IMC	%Gordura	LBM (Kg*)	FM (KG)	FFM (Kg*)	FMI	FFMI
Pré-Exp.	42.37 ± 5.6	1.39 ± 0.1	16.70 ± 1.9	11.44 ± 2.1	38.78 ± 4.9	4.87 ± 0.9	37.50 ± 5.0	1.92 ± 0.4	15.28 ± 1.5
Pós-Exp.	43.55 ± 5.3	1.41 ± 0.2	17.18 ± 2.2	11.76 ± 2.2	39.44 ± 4.7	5.14 ± 0.9	38.41 ± 4.8	2.03 ± 0.3	15.55 ± 1.7

*= significativo (p<0,05)

Tabela 5.3.2 - Níveis de hemoglobina dos rapazes experimentais sedentários (Grupo-SB) antes e depois da experiência (média ± DP)

Fases	Hemoglobina
Pré-Exp.	13.47 ±0.96

Pós-Exp.	13.78 ±0.69

Fig: 5.3.1- Comparação da composição corporal de rapazes sedentários Meninos Experimentais (Grupo-SB) Pré e Pós-Experimento (Média ± DP

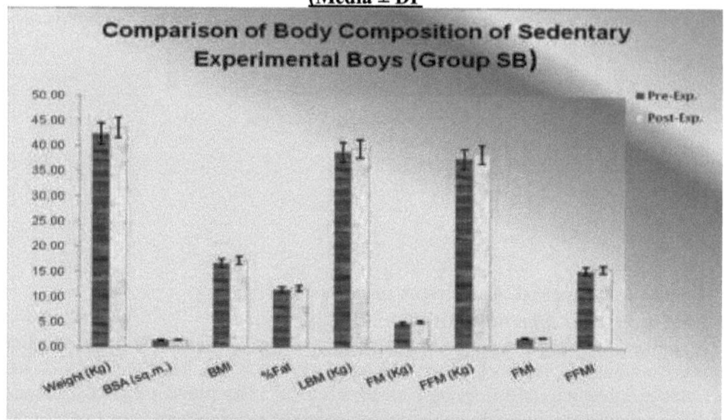

Fig. 5.3.2 - Comparação dos níveis de hemoglobina dos rapazes sedentários experimentais (Grupo-SB) antes e depois da experiência (média ± DP

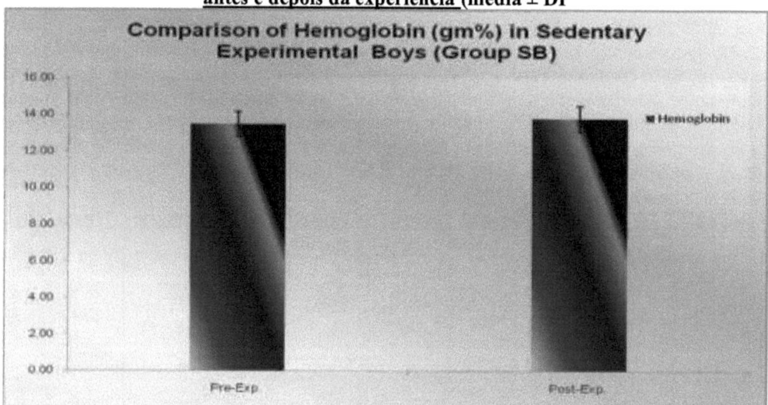

Tabela 5.3.4 - Consumo energético dos rapazes experimentais sedentários (Grupo-SB) antes e depois do ensaio. (Média ± DP)

Fases	Energia (KCal)	Energia (K Cal)
Pré-Exp.	1,897.91 ±288.4	-
Pós-Exp.(*)	2,050.09 ±291.1	-
RDA	-	2750

*= significativo (p<0,05)

Tabela 5.3.5 - Parâmetros cardiovasculares de meninos experimentais sedentários (Grupo-SB) pré e pós-experimento. (Média ± DP)

Fases	Frequência cardíaca (batimentos/min)	Sangue sistólico Pressão (mmHg)	Sangue diastólico Pressão (mmHg)	PIF
Pré-Exp.	78.09 ±8.7	113.87 ± 10.9	75.74 ±7.0	57.56 ±8.9
Pós-Exp.	77.07 ±6.8	112.50 ± 11.6	75.08 ±6.2	69.13 ±8.7

Tabela 5.3.3 - Consumo de nutrientes dos rapazes experimentais sedentários (Grupo-SB) antes e depois da experiência (média ± DP)

Pós-Exp.	Pré-Exp.	parâmetros Fases \
338.61 ±69.7	272.53 ±36.6	Hidratos de carbono (gm*)
74.97 ± 12.1	67.47 ±9.8	Proteína total (gm*)
24.78 ± 10.1	23.37 ±7.8	Gordura total (gm)
37.88 ±7.9	35.29 ±9.7	Vitamina C (mg)
43.43 ±0.8	41.43 ± 1.0	Ferro (mg)
501.39 ±76.5	475.56 ±26.6	Ca (mg*)
140.47 ±9.8	135.74 ±3.9	Vitamina A (mg)
1.05 ± 1.7	0.95 ±3.4	Vitamina Bl (mg)
1.99 ±2.6	1.98 ±2.7	Vitamina B6 (mg)
17.13 ±6.5	16.18 ± 3.4	Ácido nicotínico (mg)

= significativo (p<0,05)

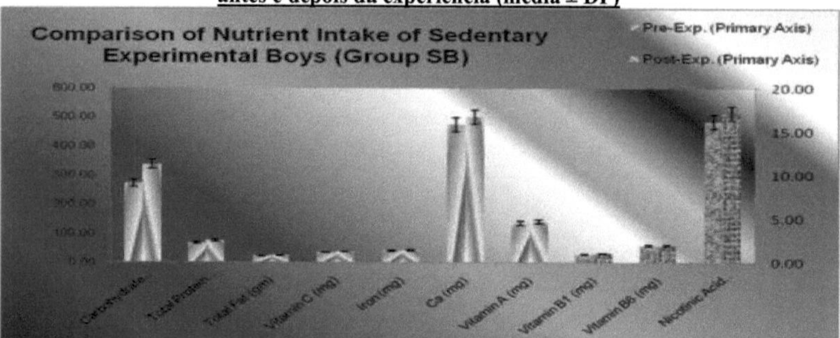

Fig. 5.3.3 - Comparação do consumo de nutrientes dos rapazes experimentais sedentários (Grupo-SB) antes e depois da experiência (média ± DP)

Fig. 5.3.4 - Comparação do consumo energético dos rapazes experimentais sedentários (Grupo-SB) Pré e pós-experimento (média ± DP)

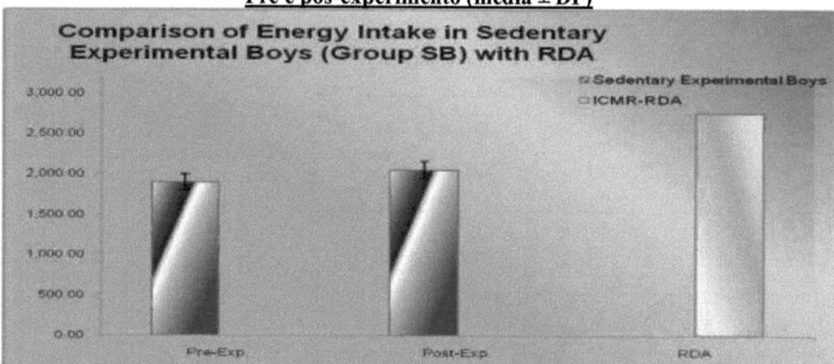

Fig. 5.3.5 - Comparação dos parâmetros cardiovasculares dos rapazes experimentais sedentários (Grupo-SB) Pré e pós-experimento (média ± DP)

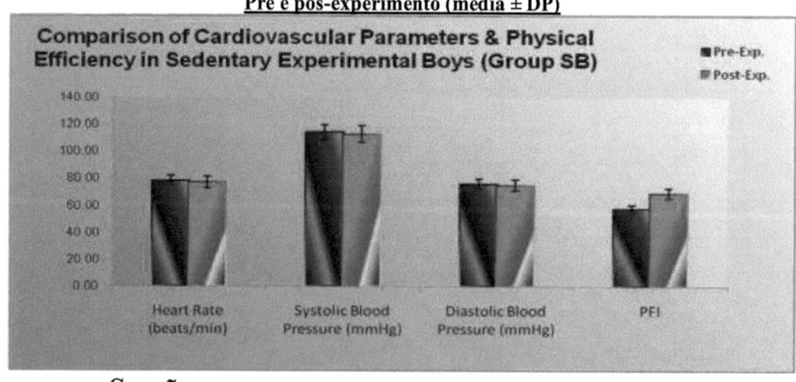

Secção 4 - Composição corporal, parâmetros cardiovasculares e Estado nutricional das raparigas experimentais sedentárias (Grupo SG)

O rendimento físico é definido como a capacidade de realizar uma tarefa física ou um desporto a um nível desejado. Os principais factores determinantes do desempenho são a aptidão física e a habilidade. Estudos longitudinais demonstraram que o estilo de vida e a aptidão física durante a infância e a adolescência são os principais factores determinantes do estilo de vida, da aptidão física e da ausência de doenças não transmissíveis na idade adulta. Estudos recentes demonstraram que a manutenção da aptidão física (especialmente a aptidão cardiorrespiratória) e a atividade física têm um impacto favorável na saúde em geral.

Com o aumento da longevidade e a crescente preocupação com a diabetes e as doenças cardiovasculares que afectam os indianos uma década mais cedo do que os seus homólogos dos países desenvolvidos, é imperativo promover estilos de vida saudáveis nas crianças em idade escolar. Por conseguinte, a tónica deve ser colocada no aumento da utilização de testes de aptidão física, centrados na função cardio-respiratória e na resistência das crianças, e no início de uma intervenção adequada nos casos em que estes testes tenham um fraco desempenho.

No caso das raparigas do grupo experimental sedentário que participaram na experiência, as várias variáveis antropométricas estão tabuladas na Tabela 5.4.1 abaixo. A partir da tabela, pode presumir-se que as raparigas do grupo experimental sedentário tinham um peso corporal normal e não estavam abaixo do peso. Os valores do IMC das raparigas do grupo experimental sedentário estão dentro dos limites da normalidade e não parecem sofrer de subnutrição ou de deficiência energética crónica. Outros parâmetros relacionados com as medidas antropométricas do corpo, especialmente os relativos à gordura corporal, também são normais neste grupo. Isto é verdade tanto para o período pré como para o período pós-experimento.

A Tabela 5.4.2 fornece-nos os valores de hemoglobina das raparigas do grupo experimental sedentário. Pode deduzir-se dos níveis de hemoglobina das raparigas do grupo experimental sedentário que elas não sofrem de anemia - tanto no período pré como no pós-experimental. O ligeiro aumento dos valores de hemoglobina no caso das raparigas do grupo experimental sedentário após o exercício pode ser atribuído ao aumento de hemácias que ocorre normalmente em caso de atividade física regular.

A ingestão de nutrientes e o consumo de energia deste grupo de raparigas era inferior à RDA (Tabela 5.4.3/ Tabela 5.4.4). Embora os seus parâmetros cardiovasculares fossem normais, o seu PFI era fraco (Tabela 5.4.5).

Tabela 5.4.1 - Composição corporal das raparigas experimentais sedentárias (Grupo-SG) Pré e pós-experimento (média ± DP)

xParametros Fases \	Peso (Kg)	BSA (m2)	IMC	%Gordura*	LBM (Kg*)	FM*	FFM*	FMI*	FFMI*
Pré-Exp.	41.91 ±5.5	1.33 ±0.1	18.61 ±2.9	15.06 ±2.1	34.51 ±4.9	6.51 ±1.9	35.40 ±3.7	2.89 ±0.9	15.32 ±1.8
Pós-Exp.	42.82 ±6.2	1.34 ±0.1	19.04 ±2.8	14.02 ±2.8	36.22 ±5.2	6.07 ±0.9	36.75 ±4.2	2.70 ±0.5	16.10 ±2.6

*= significativo (p<0,05)

Tabela 5.4.2 - Níveis de hemoglobina das raparigas experimentais sedentárias (Grupo-SG) Pré e pós-experimento (média ± DP)

Fases	Hb
Pré-Exp.	12.13 ±2.2
Pós-Exp.	12.22 ±2.3

<u>Fig: 5.4.1- **Comparação da Composição Corporal das Raparigas SedentáriasExperimentais (Grupo-SG) Pré e Pós-Experimento (Média ± DP**</u>

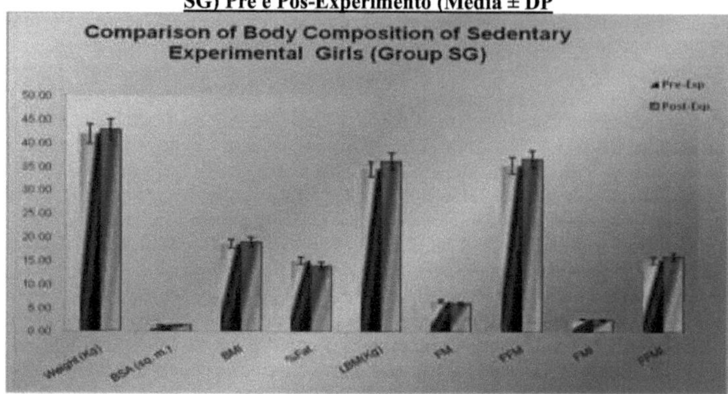

<u>Fig. 5.4.2 - **Comparação dos níveis de hemoglobina das raparigas experimentais sedentárias (Grupo-SG) antes e depois da experiência (média ± DP**</u>

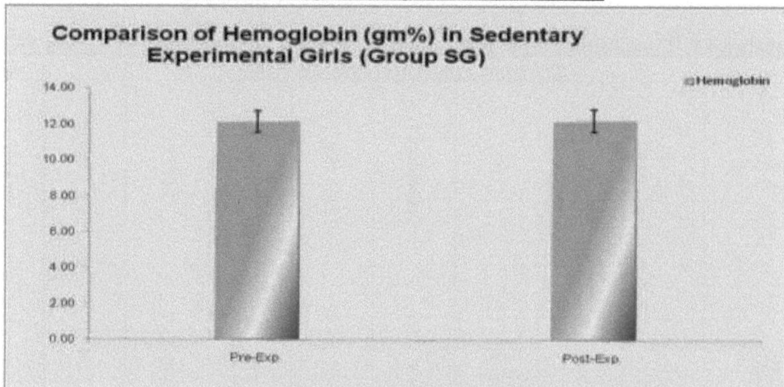

<u>Tabela 5.4.3 - **Consumo de nutrientes das raparigas experimentais sedentárias (Grupo-SG) Pré e pós-experimento (média ± DP)**</u>

\\ Parâmetros Fases \\	Hidratos de carbono (gm*)	Proteína total (gm*)	Gordura total (gm)*	Vitamina C (mg)	Ferro (mg)	Ca (mg)	Vitamina A (mg*)	Vitamina Bl (mg*)	Vitamina B 6 (mg)	Ácido nicotínico (mg)
Pré-Exp.	258.31 ±35.8	64.32 ±9.1	23.32 ±10.5	39.25 ±11.4	25.89 ±3.9	545.36 ±45.9	120.10 ±0.4	0.96 ±0.2	1.89 ±0.1	12.46 ±2.1

| Pós-Exp. | 269.45 ±36.2 | 65.77 ±8.7 | 23.60 ± 12.3 | 40.10 ±8.3 | 26.95 ±5.3 | 580.10 ±43.1 | 126.20 ±0.4 | ± 0 | 1.95 ±0.4 | 12.48 ±2.1 |

*= significativo (p<0,05)

Tabela 5.4.4 - Consumo energético das raparigas experimentais sedentárias (Grupo-SG) antes e depois da experiência. (Média ± DP)

Fases	Energia (K Cal)	Energia (K Cal)
Pré-Exp.	1750.65 ± 123.9	-
Pós-Exp.*	1,953.56 ± 149.7	-
RDA	-	2330

*= significativo (p<0,05)

Tabela 5.4.5 - Parâmetros cardiovasculares das raparigas experimentais sedentárias (Grupo-SG) pré e pós-experimento. (Média ± DP)

Fases	Frequência cardíaca (batimentos/min)	Pressão arterial sistólica (mmHg)	Pressão arterial diastólica (mmHg)	PIF
Pré-Exp.	91.81 ± 11.7	114.24 ± 10.6	75.24 ± 6.9	50.14 ± 6.8
Pós-Exp.	91.86 ± 12.0	114.72 ± 11.9	75.66 ± 6.7	65.83 ± 9.6

Fig. 5.4.3 - Comparação do consumo de nutrientes dos rapazes experimentais sedentários (Grupo-SB) antes e depois da experiência (média ± DP)

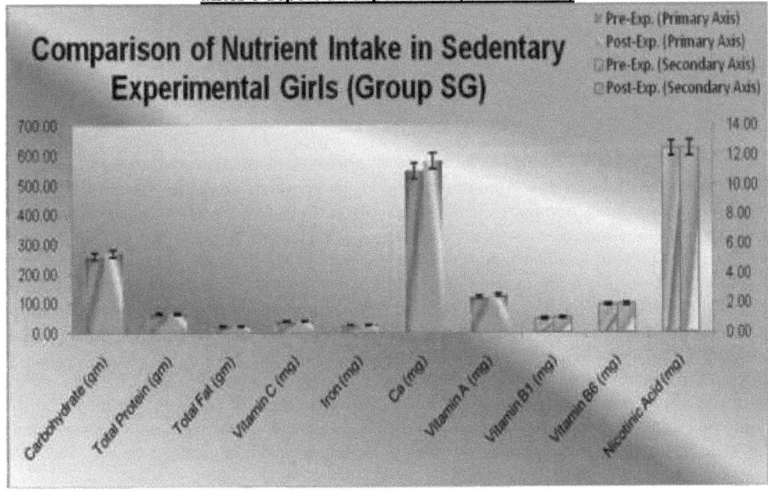

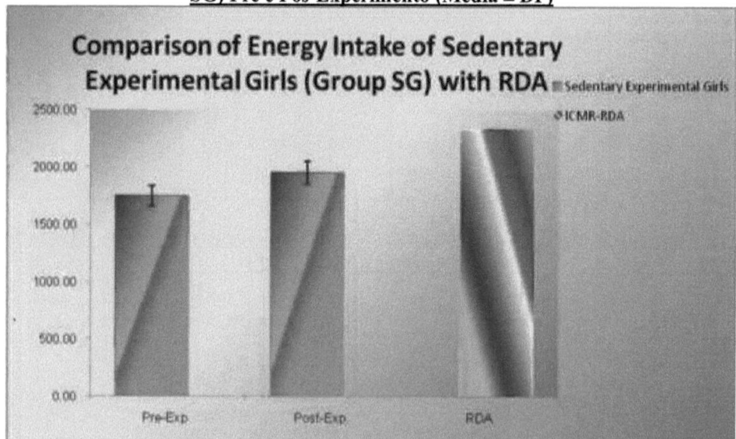

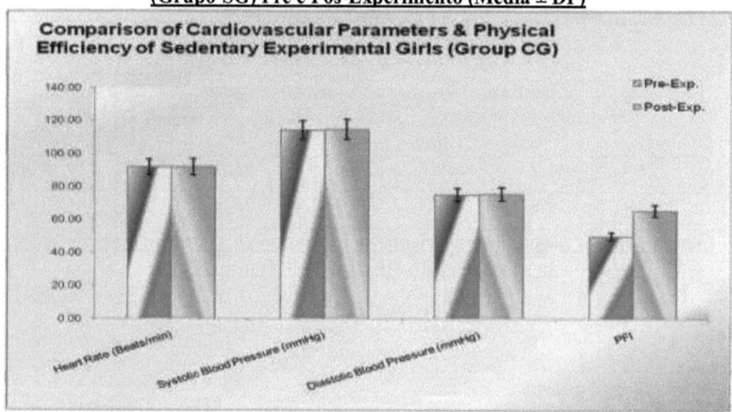

Secção 5 - Composição corporal, parâmetros cardiovasculares e Estado nutricional dos rapazes sedentários do grupo de controlo (Grupo CB)

No caso do grupo de controlo de rapazes sedentários que participaram na experiência, as várias variáveis antropométricas estão tabuladas na Tabela 5.5.1 abaixo. A partir da tabela, pode presumir-se que o grupo de rapazes sedentários de controlo tinha um peso corporal normal e não tinha peso a menos. Outro aspeto importante é o facto de os rapazes deste grupo terem uma maior quantidade de massa magra e de massa isenta de gordura do que os dos outros grupos. Os valores do IMC do grupo de rapazes sedentários de controlo estão dentro dos limites normais e não parecem sofrer de subnutrição ou de deficiência energética crónica. Isto é verdade tanto para o período pré como para o período pós-experimento.

A Tabela 5.5.2 fornece-nos os valores de hemoglobina do grupo de rapazes sedentários de controlo. Pode deduzir-se dos níveis de hemoglobina do grupo de rapazes sedentários de controlo que estes não sofrem de anemia - tanto no período pré como pós-experimental. O ligeiro aumento dos valores de hemoglobina no caso dos rapazes sedentários de controlo após o exercício pode ser atribuído ao aumento de hemácias que ocorre normalmente em caso de atividade física regular.

A ingestão de nutrientes e o consumo de energia deste grupo de rapazes era inferior à RDA (Tabela 5.5.3/ Tabela 5.5.4). Embora os seus parâmetros cardiovasculares fossem normais, o seu PFI era muito fraco (Tabela 5.5.5).

<u>**Tabela 5.5.2 - Níveis de hemoglobina dos rapazes sedentários de controlo (Grupo-CB) antes e depois da experiência. (Média ± DP)**</u>

Fases	Hemoglobina
Pré-Exp.	12.91 ± 1.9
Pós-Exp.	12.97 ±2.8

<u>**Tabela 5.5.1 - Composição corporal dos rapazes sedentários de controlo (Grupo-CB) antes e depois da experiência. (Média ± DP)**</u>

Pós-Exp.	Pré-Exp.	\Parâmetros Fases \
45.33 ±8.7	45.50 ±6.7	Peso (Kg)
1.58 ±0.2	1.58 ± 0.1	BSA (m2)
19.04 ± 1.5	18.99 ±2.3	IMC
11.41 ± 1.2	11.40 ±0.9	%Gordura
46.55 ±1.4	46.42 ± 1.1	LBM (Kg)
5.16 ±0.8	5.21 ±0.9	FM (Kg)
40.17 ±4.6	40.29 ±4.7	FFM (Kg)
1.83 ±0.4	1.85 ±0.3	FMI
16.77 ±1.6	16.72 ± 1.7	FFMI

<u>**Fig. 5.5.1 - Comparação da composição corporal dos rapazes sedentários de controlo (Grupo-CB) antes e depois da experiência (média ± DP)**</u>

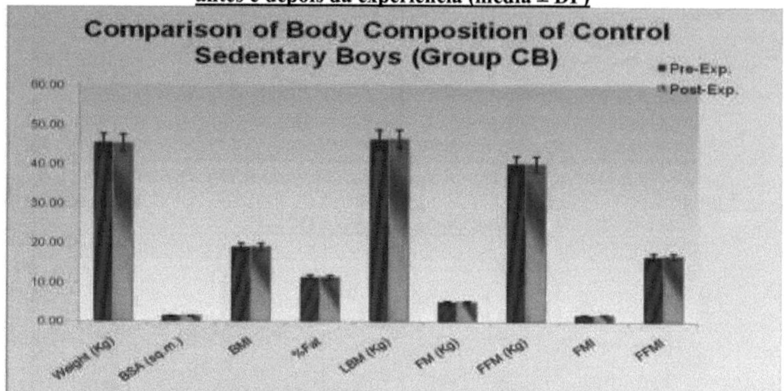

<u>**Fig. 5.5.2 - Comparação dos níveis de hemoglobina dos rapazes sedentários de controlo (Grupo-CB) antes e depois da experiência (média ± DP)**</u>

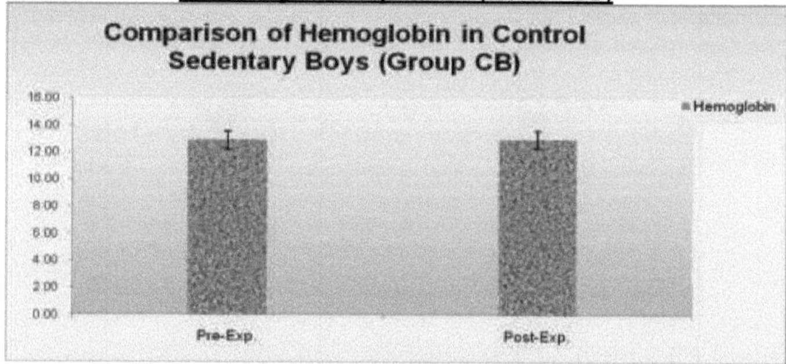

<u>**Tabela 5.5.5 - Parâmetros cardiovasculares dos rapazes de controlo sedentários (Grupo-CB) pré e pós-experimento (Média ± DP)**</u>

Fases	Energia (K Cal)	Energia (K Cal)
Pré-Exp.	1,813.24 ±354.1	-
Pós-Exp.	1,815.68 ±342.2	-
RDA	-	2750

<u>**Tabela 5.5.3 - Consumo de nutrientes dos rapazes sedentários de controlo (Grupo-CB) antes e depois da experiência. (Média ± DP)**</u>

Fases	Frequência cardíaca (batimentos/mim)	Pressão arterial sistólica (mmHg)	Pressão sanguínea diastólica (mmHg)	PIF
Pré-Exp.	80.40 ±9.8	114.37 ± 11.3	76.70 ±6.8	52.60 ± 3.6
Pós-Exp.	82.41 ±8.7	116.48 ± 10.4	78.11 ±6.7	52.93 ± 2.8

<u>**Tabela 5.5.4 - Consumo energético dos rapazes sedentários de controlo (Grupo-CB) antes e depois da experiência. (Média ± DP)**</u>

Phramet ers\ Fases \	Hidratos de carbono (gm)	Proteína total (gm)	Gordura total (gm)	Vitamina C (mg)*	Ferro (mg)	Ca (mg)	Vitamina A (mg)	Vitamina B1 (mg)	Vitamina B6 (mg)	Ácido nicotínico (mg)
Pré-Exp.	278.29 ±38.6	61.83 ±7.1	25.97 ± 11.0	43.88 ± 19.4	40.59 ±4.8	419.44 ±45.9	127.09 ±0.5	1.07 ±0.1	1.43 ±0.1	14.51 ± 1.9
PostExp.	278.41 ±38.7	62.64 ±6.7	29.30 ± 11.2	44.53 ± 19.3	40.56 ±3.8	418.10 ±45.3	127.10 ±0.3	1.05 ±0.2	1.44 ±0.3	14.56 ±2.1

<u>**Fig. 5.5.3 - Comparação do consumo de nutrientes dos rapazes sedentários de controlo (Grupo-CB) Pré e Pós-Experimento (Média ± DP)**</u>

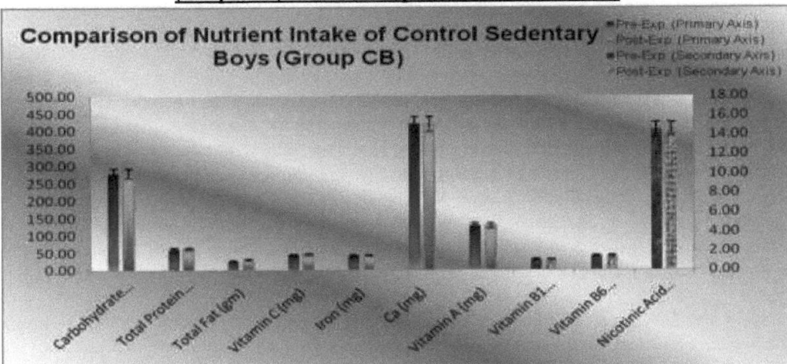

<u>**Fig. 5.5.4 - Comparação do consumo energético dos rapazes de controlo sedentários (Grupo-CB) antes e depois da experiência (média ± DP**</u>

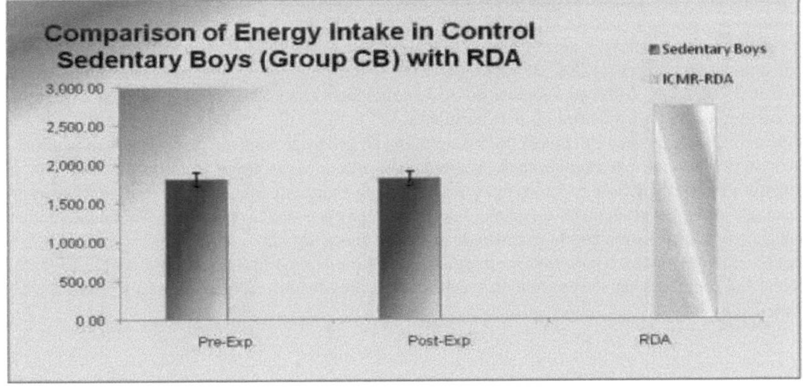

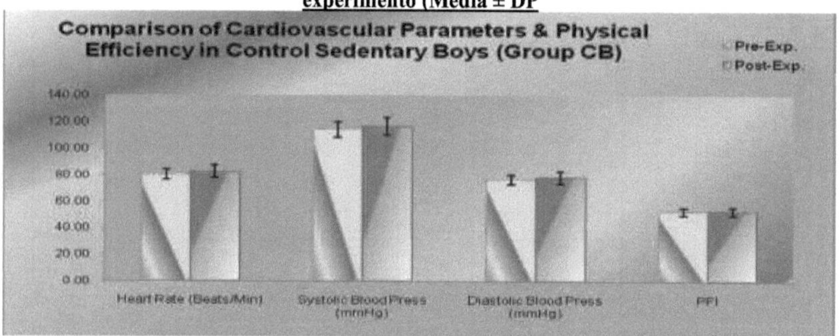

Secção 6 - Composição corporal, parâmetros cardiovasculares e Estado nutricional das raparigas sedentárias de controlo (Grupo GC)

Uma nutrição óptima é essencial para uma criança perfeitamente saudável, cujo crescimento e desenvolvimento são garantidos. É de extrema importância para o desenvolvimento de um adulto saudável com uma capacidade de trabalho óptima e um desempenho reprodutivo normal. Uma pessoa assim pode ter uma vida feliz, pois está protegida das infecções graças ao seu sistema imunitário saudável. As consequências de um regime alimentar inadequado numa criança resultariam numa capacidade de trabalho subalterna e num crescimento atrofiado, na diminuição das faculdades mentais e no aumento do risco de mortalidade e morbilidade. Uma alimentação insuficiente resulta em dois tipos de perturbações nutricionais metabólicas: a desnutrição proteico-energética (PEM) e as perturbações (deficiências) de micronutrientes. Um consumo alimentar inadequado a longo prazo não consegue satisfazer as necessidades energéticas diárias e resulta em magreza nos adultos e atraso de crescimento nas crianças.

Quando há uma queda súbita e grave no consumo de alimentos, ocorre uma desnutrição aguda sob a forma de definhamento. Estas duas formas de carências nutricionais são designadas por subnutrição crónica. As suas causas incluem a indisponibilidade de alimentos suficientes ou o acesso aos alimentos, cuidados inadequados das mães e das crianças e infecções recorrentes. A prevalência da desnutrição por micronutrientes é mais grave do que a PEM. As mulheres grávidas e lactantes e as crianças com menos de 5 anos de idade são os sectores mais vulneráveis da sociedade que correm o risco de sofrer de carência de ferro.

Nas crianças, mesmo uma forma ligeira de anemia pode afetar o desenvolvimento intelectual, limitando as actividades físicas, recreativas e exploratórias. No entanto, a deficiência de ferro é fácil de corrigir através de uma combinação de suplementos de ferro, fortificação com ferro e melhoria da dieta.

No caso do grupo de controlo de raparigas sedentárias que participaram na experiência, as várias variáveis antropométricas estão tabuladas na Tabela 5.6.1 abaixo. A partir da tabela, pode presumir-se que o grupo de controlo de raparigas sedentárias tinha um peso corporal normal e não tinha peso a menos. Outro aspeto importante é que as raparigas deste grupo têm mais massa gorda do que os rapazes e também do que os outros grupos. Os valores do IMC do grupo de controlo das raparigas sedentárias estão dentro dos limites normais e não parecem sofrer de subnutrição ou de deficiência energética crónica. Isto é verdade tanto para o período pré como para o período pós-experimento.

A Tabela 5.6.2 fornece-nos os valores de hemoglobina do grupo de controlo de raparigas sedentárias. Pode deduzir-se dos níveis de hemoglobina do grupo de controlo de raparigas sedentárias que estas não sofrem de anemia - tanto no período pré como pós-experimental. O ligeiro aumento dos valores de hemoglobina no caso das raparigas sedentárias do grupo de controlo após o exercício pode ser atribuído ao aumento de hemácias que ocorre normalmente em caso de atividade física regular.

A ingestão de nutrientes e o consumo de energia deste grupo de raparigas era inferior à RDA (Tabela 5.6.3/ Tabela 5.6.4). Embora os seus parâmetros cardiovasculares fossem normais, o seu PFI era muito fraco (Tabela 5.6.5).

<u>**Tabela 5.6.1 - Composição corporal das raparigas sedentárias de controlo (Grupo-CG) antes e depois da experiência. (Média ± DP)**</u>

\\ Parâmetros Fases \\	Peso (Kg)	BSA (m2)	IMC	%Gordura	LBM (Kg*)	FM (Kg)	FFM (Kg*)	FMI	FFMI
Pré-Exp.	43.54 ± 7.4	1.34 ± 1.3	19.41 ± 4.9	18.97 ± 4.5	34.94 ± 5.0	8.60 ± 2.7	34.94 ± 5.1	3.82 ± 0.3	15.60 ± 2.1
Pós-Exp.	43.67 ± 7.3	1.35 ± 1.2	19.47 ± 5.0	19.00 ± 4.6	35.04 ± 4.9	8.64 ± 2.1	35.04 ± 4.9	3.83 ± 0.2	15.64 ± 2.6

*= significativo (p<0,05)

<u>**Tabela 5.6.2 - Níveis de hemoglobina das raparigas sedentárias de controlo (Grupo-CG) antes e depois da experiência. (Média ± DP)**</u>

Fases	Hemoglobina (gm%)
Pré-Exp.	11.80 ± 3.1
Pós-Exp.	11.95 ± 2.7

<u>**Fig. 5.6.1 - Comparação da composição corporal das raparigas sedentárias de controlo (Grupo-CG) antes e depois da experiência (média ± DP)**</u>

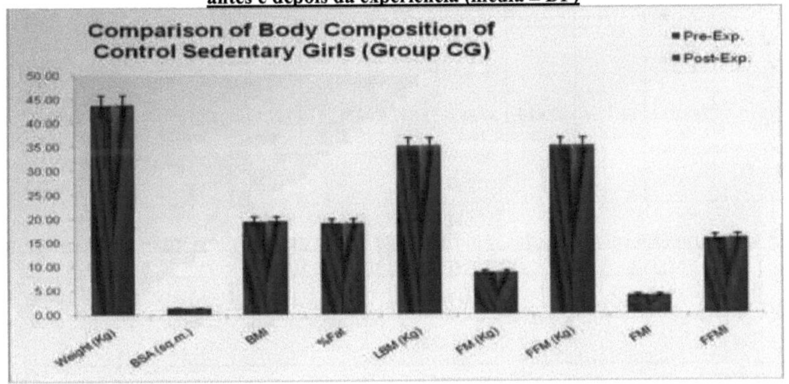

<u>**Fig. 5.6.2 - Comparação dos níveis de hemoglobina das raparigas sedentárias de controlo (Grupo-CG)
antes e depois da experiência (média ± DP)**</u>

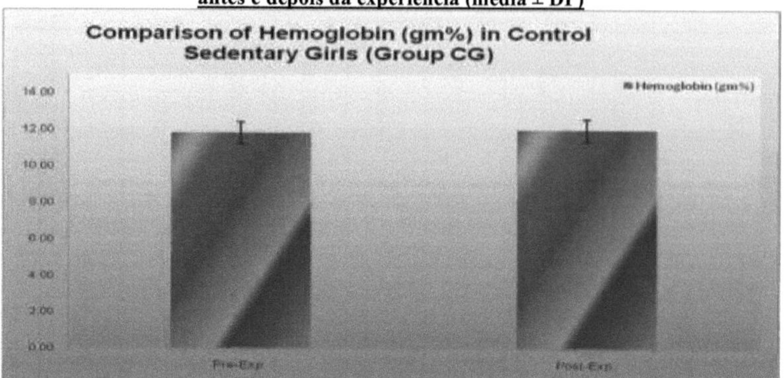

<u>**Tabela 5.6.3 - Ingestão de nutrientes das raparigas sedentárias de controlo (Grupo - GC) antes e
depois da experiência. (Média ± DP)**</u>

Parâmetros Fases \	Hidratos de carbono (gm)	Proteína total (gm)	Gordura total (gm)	Vitamina C (mg)	Ferro (mg)	Ca (mg)	Vitamina A (mg)	Vitamina B1 (mg)	Vitamina B6 (mg)	Ácido nicotínico (mg)
Pré-Exp.	268.86 ± 37.3	62.08 ± 8.3	22.37 ± 8.9	37.08 ± 20.2	27.01 ± 6.8	473.51 ± 39.8	132.12 ± 0.7	1.00 ± 0.2	1.64 ± 0.1	10.93 1.3
Pós-Exp.	268.93 ± 36.5	62.17 ± 6.6	22.62 ± 6.5	37.56 ± 18.4	27.17 ± 5.9	474.20 ± 37.8	132.14± 0.5	1.01 ± 0.3	1.69 ± 0.1	11.09± 1.1

<u>*= significativo (p<0,05)</u>

<u>**Tabela 5.6.4 - Consumo energético das raparigas sedentárias de controlo (Grupo - GC) antes e depois
da experiência. (Média ± DP)**</u>

Fases	Energia (K Cal)	Energia (K Cal)
Pré-Exp.	1,729.15 ±236.2	-
Pós-Exp.	1,733.33 ±212.1	-
RDA	-	2330

<u>*= significativo (p<0,05)</u>

Tabela 5.6.5 - Parâmetros cardiovasculares das raparigas sedentárias de controlo (Grupo-SG) pré e pós-experimento. (Média ± DP)

Fases	Frequência cardíaca (batimentos/min)	Pressão arterial sistólica (mmHg)	Pressão arterial diastólica (mmHg)	PIF
Pré-Exp.	93.01 ± 13.9	113.88 ± 10.9	75.27 ± 8.9	50.99 ± 4.5
Pós-Exp.	93.05 ± 13.8	113.27 ± 10.1	74.69 ± 9.2	51.73 ± 4.2

Fig. 5.6.3 - Comparação do consumo de nutrientes das raparigas sedentárias de controlo Controlo (Grupo-CG) Pré e Pós-Experimento (Média ± DP)

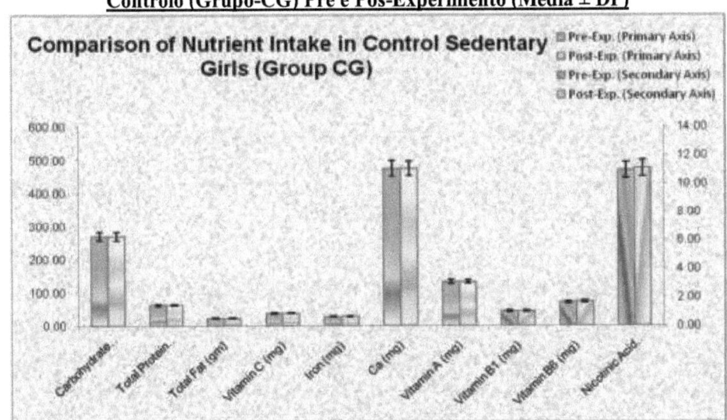

Fig. 5.6.4 - Comparação do Consumo Energético das Raparigas Sedentárias de Controlo (Grupo-GC) Pré e Pós-Experimento (Média ± DP)

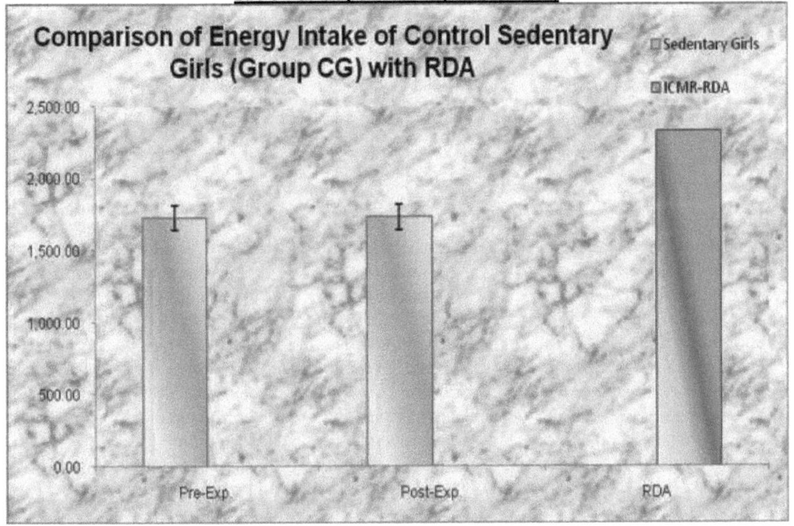

Fig. 5.6.5 - Comparação dos Parâmetros Cardiovasculares das Raparigas Sedentárias de Controlo (Grupo-SG) Pré e Pós-Experimento (Média ± DP)

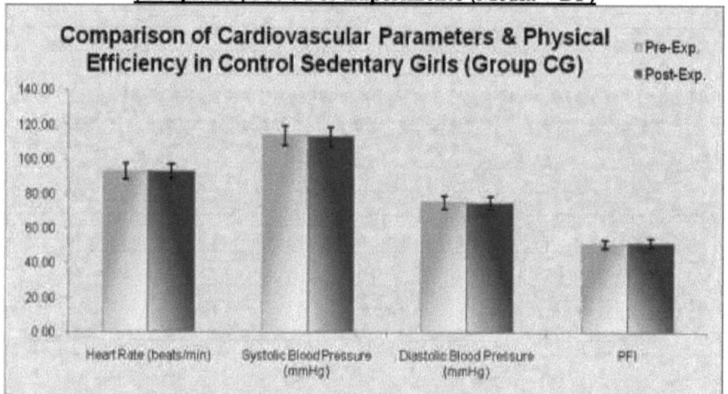

Secção VII - Comparação das variações percentuais nos rapazes

Tabela 5.7.1 - Comparação das alterações percentuais na composição corporal devido ao exercício físico nos rapazes

Categoria	Peso	BSA	IMC	%Gordura	LBM	FM	FFM	FMI	FFMI
Controlo Rapazes sedentários	-0.37	000	0.26	009	0.28	-0.97	0.29	000	0.29
Rapazes experimentais sedentários*	2.78*	1.44	2.87*	2.80	1.70*	5.54*	2.43	5.73*	1.77
Rapazes dos escuteiros	0.12	0.71	4.82*	-5.02	0.20	-4.71	0.64	-4.88	0.26

*= significativo (p<0,05)

A insegurança alimentar, os sem-abrigo, a falta de água potável e o ar poluído estão a tornar-se as marcas do ambiente dos países do terceiro mundo da Ásia, América Latina e África. A subnutrição, o comprometimento do desenvolvimento físico e intelectual, a diminuição da capacidade de trabalho e a saúde insuficiente dos habitantes destes continentes são generalizados. Parece haver uma relação clara entre os factores indesejáveis acima enumerados e o estado de saúde inferior destas populações. A antropometria está a emergir como um indicador importante para avaliar o estado físico dos indivíduos e das populações, o que, por sua vez, evidencia o estado nutricional das populações e a história do seu desenvolvimento económico.

A Tabela 5.7.1 acima fornece-nos a alteração percentual que ocorreu na composição corporal dos rapazes que participaram na experiência. Os dados da tabela acima mostram que, apesar de terem ocorrido alterações em todas as classes de rapazes, a maior percentagem de alteração foi registada no grupo experimental sedentário, onde quase todos os parâmetros mostram uma mudança percentual ascendente em termos de valores. Um ponto de interesse é o facto de os níveis de massa gorda nos escuteiros apresentarem um declínio significativo, o que aponta claramente para os benefícios do exercício rigoroso a que estes grupos foram submetidos.

Tabela 5.7.2 - Comparação das alterações percentuais da hemoglobina devido ao exercício físico nos rapazes

Categoria	Alterações percentuais da hemoglobina
Controlo de rapazes sedentários	0.38
Rapazes experimentais sedentários	2.31
Rapazes dos escuteiros	0.51*

*= significativo (p<0,05)

Verifica-se uma tendência semelhante à das variáveis antropométricas nas alterações percentuais ocorridas nos níveis de hemoglobina dos participantes no estudo, conforme indicado na Tabela 5.7.2. Também aqui o grupo dos Rapazes Experimentais Sedentários apresenta a percentagem máxima de alteração que ocorreu devido ao exercício. O mesmo não se verificou nos escuteiros/guias porque já estavam integrados no movimento escutista e, por isso, registaram um pequeno aumento. Como o grupo de controlo não estava a fazer exercício, apresentou o nível mais baixo de alteração.

Tabela 5.7.3 - Comparação das alterações percentuais na ingestão nutricional devido ao exercício físico nos rapazes

Categoria	Hidratos de carbono	Proteína total	Gordura total	Vitamina C	Ferro	Cálcio	Vitamina A	Vitamina B1	Vitamina B6	Ácido nicotínico
Controlo de rapazes sedentários	0.04	1.31	12.82	1.48	-0.07	-0.32	0.07	0.01	0.70	0.34
Rapazes experimentais sedentários*	24.25	11.42	6.03	7.34	4.83	5.43	3.48	10.53	0.56	5.87
Rapazes dos escuteiros	7.47	10.13	1.27	2.36	0.64	099	2.84	066	086	0.30

*= significativo (p<0,05)

A subnutrição aguda ocorre também em situações de emergência como a seca, a guerra e a migração em massa das populações. Os jornais estão cheios de notícias sobre a pobreza, a miséria e a subnutrição em zonas afectadas pela seca, em países envolvidos em conflitos armados e em situações de migração em massa das populações, como aconteceu em 1947, quando milhões de pessoas perderam as suas casas e tiveram de começar de novo. A sobrenutrição ocorre em muitas situações de riqueza recente, em economias em rápido crescimento, como resultado da aculturação, da revolução verde, etc.

A expansão da tecnologia e a modernização trazem consigo novos valores, novos alimentos, novas direcções, liberdade social e formas emocionantes de gozar a vida, o que, naturalmente, teve de ter o seu preço sob a forma de excesso de nutrição e obesidade nas suas fases iniciais. Enquanto a subnutrição aguda acarreta níveis mais baixos de saúde e suscetibilidade a infecções, a sobrenutrição e a obesidade convidam geralmente à diabetes mellitus não insulino-dependente, à hipertensão e às doenças cardiovasculares.

A mesma tendência mantém-se quando as alterações percentuais na ingestão de nutrientes são tabuladas na Tabela 5.7.3. Também aqui, o grupo de rapazes experimentais sedentários apresenta alterações percentuais máximas em todos os componentes da ingestão de nutrientes. Isto deve-se claramente ao efeito do exercício físico, que contribui diretamente para aumentar a procura de nutrientes por parte do organismo, aumentando assim a fome e a ingestão de alimentos, o que provoca um aumento simultâneo da ingestão de nutrientes após o exercício. Um aspeto interessante a ter em conta é que, tal como no caso de outras variáveis (composição corporal, etc.), não se registou qualquer alteração percentual na ingestão de nutrientes nas Scouts. A razão óbvia para este facto é que, provavelmente, uma vez que já estavam integrados no movimento escutista, tiveram um pequeno aumento.

Fig. 5.7.1 - Comparação das alterações percentuais na composição corporal devido ao exercício físico nos rapazes

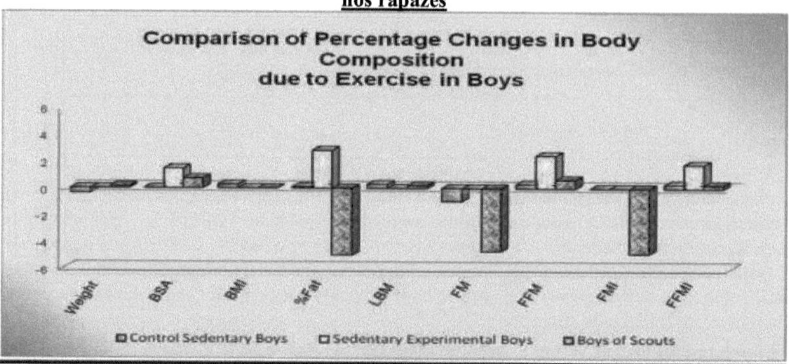

Fig. 5.7.2 - Comparação das alterações percentuais da hemoglobina devido ao exercício físico nos rapazes

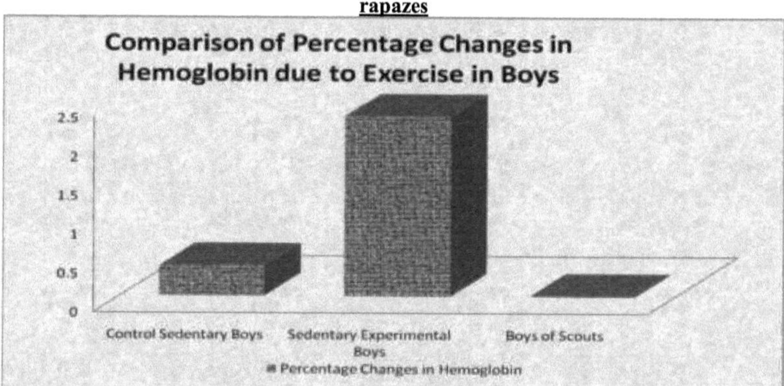

Fig. 5.7.3 - Comparação das alterações percentuais na ingestão nutricional devido ao exercício físico nos rapazes

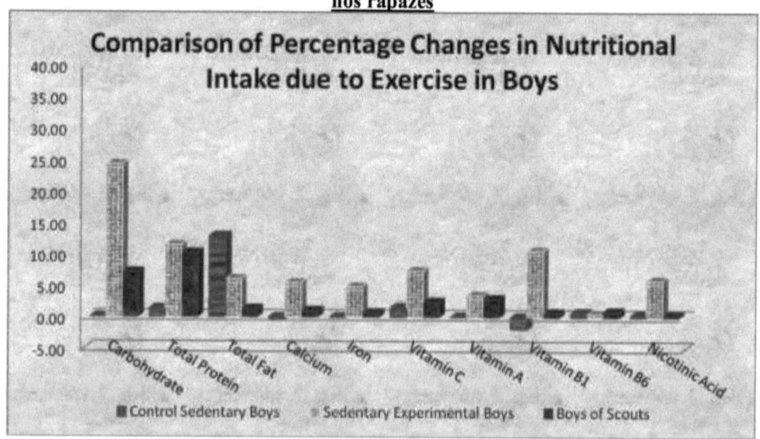

<u>**Tabela 5.7.4 - Comparação das alterações percentuais na ingestão de energia devido ao exercício físico nos rapazes**</u>

Categoria	Alterações percentuais na ingestão de energia
Controlo de rapazes sedentários	0.13
Rapazes experimentais sedentários*	8.02
Rapazes dos escuteiros	4.37

*= significativo (p<0,05)

Os dados da Tabela 5.7.4 também mostram a mesma tendência, quando a ingestão de energia está a ser comparada entre os rapazes de todos os grupos. Assim, só no caso dos rapazes sedentários experimentais é que se regista um aumento máximo do consumo de energia. Este facto está de acordo com a sua ingestão de nutrientes, que também apresentou um aumento significativo.

<u>**Tabela 5.7.5 - Comparação das alterações percentuais dos parâmetros cardiovasculares e da eficiência física devido ao exercício físico nos rapazes**</u>

Categoria	Frequência cardíaca	Pressão arterial sistólica	Pressão arterial diastólica	Físico Índice de aptidão física
Controlo de rapazes sedentários	0.93	1.36	1.31	0.69
Rapazes experimentais sedentários	-1.16	-1.16	-0.81	2.73*
Rapazes dos escuteiros	-0.11	0.25	0.21	3.04

*= significativo (p<0,05)

O corpo humano evoluiu para ser fisicamente ativo. Por outras palavras, o nosso corpo necessita de atividade física para se manter saudável. Ao longo da história, a sobrevivência da espécie humana dependia da caça ou da recolha de alimentos, actividades que exigiam uma atividade física prolongada e muitas vezes extenuante. O advento da mecanização e da tecnologia moderna nas últimas décadas fez com que a raça humana se tornasse menos ativa fisicamente do que nunca - e estamos a pagar por isso com a nossa saúde. Os dados da Tabela 5.7.5 fornecem a prova mais conclusiva de que o exercício físico regular ajuda a tonificar o sistema cardiovascular.

Assim, no caso dos rapazes experimentais sedentários, há um aumento percentual máximo no PFI. O mesmo acontece no caso dos escuteiros, mas em menor grau, uma vez que já estavam a fazer exercício, como parte do Movimento Escutista, antes do início da experiência. Os rapazes sedentários de controlo apresentam uma alteração percentual insignificante em vários parâmetros cardiovasculares, como a frequência cardíaca em repouso e a pressão arterial, porque não fizeram qualquer exercício. Por este motivo, os seus valores de PFI também se mantiveram praticamente inalterados.

<u>**Fig. 5.7.4 - Comparação das variações percentuais do consumo de energia devido ao exercício físico nos rapazes**</u>

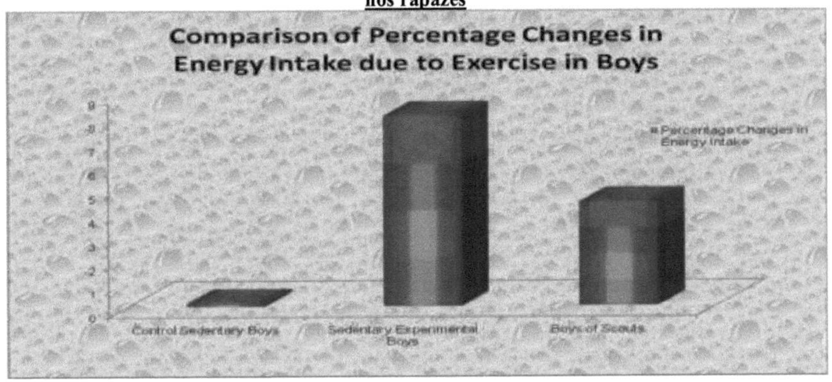

Fig. 5.7.5 - Comparação das alterações percentuais dos parâmetros cardiovasculares e da eficiência física devido ao exercício físico nos rapazes

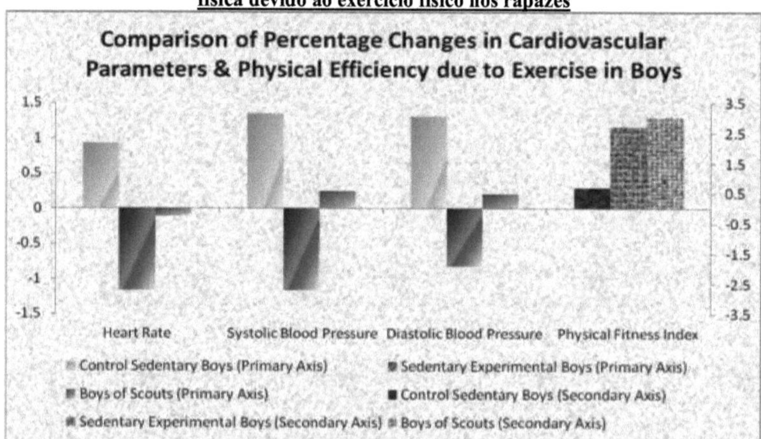

Secção VIII - Comparação das alterações percentuais nas raparigas

Tabela 5.8.1 - Comparação das alterações percentuais na composição corporal devido ao exercício físico nas raparigas

Categoria	Peso	BSA	IMC	%Gordura	LBM	FM	FFM	FMI	FFMI
Controlo das raparigas sedentárias	0.30	0.75	0.31	0.16	0.29	0.47	0.29	0.26	0.26
Raparigas experimentais sedentárias*	2.17	0.75	2.31	-6.91*	4.96*	-6.76*	3.81*	-6.57*	5.09
Meninas das Guias	0.30	0.00	0.79	-0.65	0.38	-0.36	0.38	-0.40	0.39

*= significativo (p<0,05)

A Tabela 5.8.1 acima fornece-nos a alteração percentual que ocorreu na composição corporal das raparigas que participaram na experiência. Os dados da tabela acima mostram que, embora tenham ocorrido alterações em todas as classes de raparigas, a maior percentagem de alterações foi observada no grupo experimental sedentário. Aqui, o efeito do exercício é mais evidente nas raparigas, uma vez que a maioria dos parâmetros relativos à gordura corporal apresenta uma alteração percentual decrescente.

Tabela 5.8.2 - Comparação das alterações percentuais da hemoglobina devido ao exercício físico nas raparigas

Categoria	Hemoglobina
Controlo das raparigas sedentárias	1.27
Raparigas experimentais sedentárias	0.74
Meninas das Guias	0.37

*= significativo (p<0,05)

A má nutrição começa antes do nascimento e prolonga-se geralmente até à adolescência e à idade adulta, podendo atravessar gerações. As raparigas cronicamente subnutridas têm mais probabilidades de continuar subnutridas durante a adolescência e a idade adulta e, quando grávidas, têm mais probabilidades de dar à luz bebés com baixo peso. Os dados epidemiológicos, tanto dos países em desenvolvimento como dos países industrializados, sugerem agora uma ligação entre a subnutrição fetal e o aumento do risco de várias doenças crónicas na idade adulta (ACC/SCN, 2000). Os desafios nutricionais continuam ao longo do ciclo de vida, em especial para as raparigas e as mulheres. Verifica-se uma tendência semelhante à das variáveis antropométricas nas alterações percentuais registadas nos níveis de hemoglobina dos participantes no estudo, conforme indicado no Quadro 5.8.2. Também aqui o grupo das raparigas experimentais sedentárias apresenta a alteração percentual máxima que ocorreu devido ao exercício. O mesmo nível de aumento não foi observado nos guias, porque eles já estavam a participar no movimento escutista e, por isso, tiveram um pequeno aumento. Como o grupo de controlo não estava a fazer exercício, apresentou o nível mais baixo de alteração, e também no lado negativo.

Tabela 5.8.3 - Comparação das alterações percentuais na ingestão de nutrientes devido ao exercício físico nas raparigas

Categoria	Hidratos de carbono	Proteína total	Gordura total	Vitamina C	Ferro	Ca (mg)	Vitamina A (mg)	Vitamina B1	Vitamina B6	Ácido nicotínico
Controlo das raparigas sedentárias	0.03	0.14	1.12	1.29	0.53	0.15	0.02	1.00	3.05	1.46
Raparigas experimentais sedentárias*	4.31	2.25	1.20	2.17	4.09	6.37	5.08	7.29	3.17	016
Meninas das Guias	0.05	2.79	1.40	1.32	2.87	0.72	2.31	3.16	1.54	2.90

*= significativo (p<0,05)

A nível mundial, incluindo na Índia, os riscos para a saúde associados à subnutrição e às carências de micronutrientes continuam a ser problemas importantes de saúde pública. Na segunda metade do século passado, os efeitos adversos da subnutrição e da anemia no desempenho físico foram amplamente investigados em adultos. A mesma tendência mantém-se quando as alterações percentuais na ingestão de nutrientes foram tabuladas no Quadro 5.8.3. Também aqui, o grupo de raparigas experimentais sedentárias apresenta alterações percentuais máximas em todos os componentes da ingestão de nutrientes, especialmente no caso da ingestão de proteínas e vitaminas. Isto deve-se claramente ao efeito do exercício, que contribui diretamente para aumentar a procura de nutrientes por parte do organismo e, por conseguinte, aumenta a fome e a ingestão de alimentos, provocando um aumento simultâneo da ingestão de nutrientes após o exercício. Mas a alteração percentual no grupo das raparigas não é tão grande como no caso dos rapazes. Isto pode dever-se a vários factores externos, cujo estudo ultrapassa o âmbito do presente trabalho. Um aspeto interessante a salientar é que, tal como no caso de outras variáveis (composição corporal, etc.), não se registou qualquer alteração percentual na ingestão de nutrientes nos Guias. A razão óbvia para este facto é que, provavelmente, como já estavam inseridos no movimento escutista, tiveram um pequeno aumento.

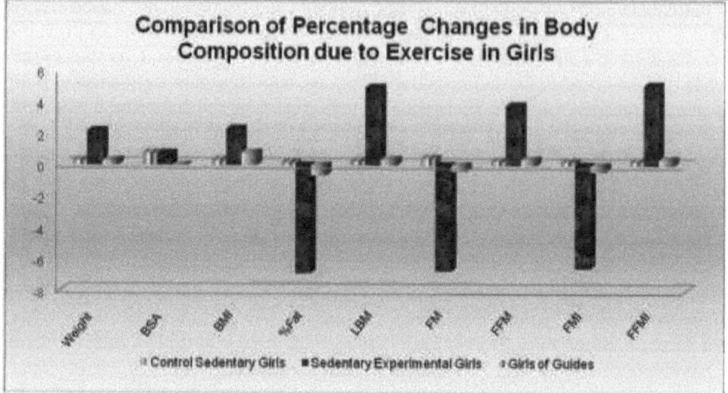

nas raparigas

Fig. 5.8.2 - Comparação das alterações percentuais da hemoglobina devido ao exercício físico nas

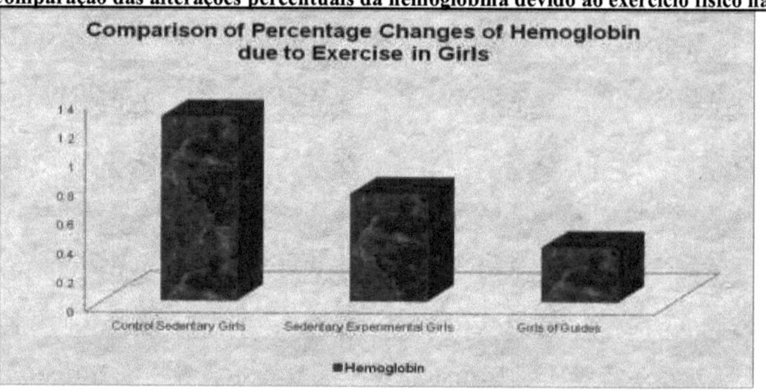

raparigas

Fig. 5.8.3 - Comparação das alterações percentuais da ingestão de nutrientes
devido ao exercício físico em raparigas

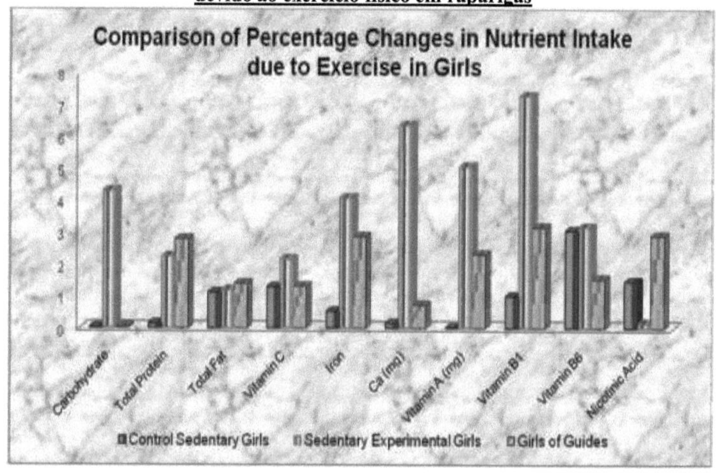

50

**Tabela 5.8.4 - Comparação das variações percentuais de energia
Consumo devido ao exercício em raparigas**

Categoria	Energia
Controlo das raparigas sedentárias	0.24
Raparigas experimentais sedentárias*	11.59
Meninas das Guias	0.80

*= significativo (p<0,05)

Os dados da Tabela 5.8.4 também mostram a mesma tendência, quando a ingestão de energia é comparada entre as raparigas de todos os grupos. Assim, só no caso das raparigas sedentárias experimentais é que se verifica um enorme aumento do consumo de energia. Isto está em concordância com a ingestão de nutrientes, que também registou um aumento significativo.

**Tabela 5.8.5 - Comparação das alterações percentuais nos parâmetros cardiovasculares e na eficiência
física devido ao exercício em raparigas**

Categoria	Frequência cardíaca	Pressão arterial sistólica	Pressão arterial diastólica	Índice de aptidão física
Controlo das raparigas sedentárias	-1.45	-0.73	-0.93	1.45
Raparigas experimentais sedentárias	0.06	0.42	0.57	31.29*
Meninas das Guias	-0.34	0.85	0.47	1.33

*= significativo (p<0,05)

A inatividade física é amplamente reconhecida como um importante fator de risco para as doenças crónicas. A inatividade física durante os primeiros anos de vida é atualmente apontada como um dos principais factores que contribuem para os níveis crescentes de obesidade e outras doenças graves que se verificam em crianças e adolescentes. A natureza das actividades recreativas das crianças mudou drasticamente nas últimas décadas. Enquanto as crianças costumavam passar grande parte do seu tempo de recreio em brincadeiras activas ao ar livre, o aparecimento da televisão, dos jogos de computador e da Internet significou que as crianças passam agora muito mais tempo livre em actividades sedentárias. A importância da atividade física para a saúde física, mental e social dos jovens é indiscutível e, por isso, é extremamente importante que sejam feitos esforços em todo o mundo para "reintroduzir" a atividade física na nossa juventude. Os dados da Tabela 5.8.5 fornecem a prova mais conclusiva de que o exercício físico regular ajuda a tonificar o sistema cardiovascular. Assim, no caso das Raparigas Experimentais Sedentárias, verifica-se um aumento percentual máximo no PFI. O mesmo acontece no caso das Guias, mas em menor escala, uma vez que já praticavam exercício físico, no âmbito do Movimento das Guias, antes do início da experiência. As raparigas sedentárias de controlo apresentam uma alteração percentual insignificante em vários parâmetros cardiovasculares, como a frequência cardíaca em repouso e a pressão arterial, porque não fizeram qualquer exercício. Por este motivo, o aumento dos seus valores de PFI também foi insignificante.

Fig. 5.8.4- Comparação das variações percentuais da ingestão de energia devido ao exercício em raparigas

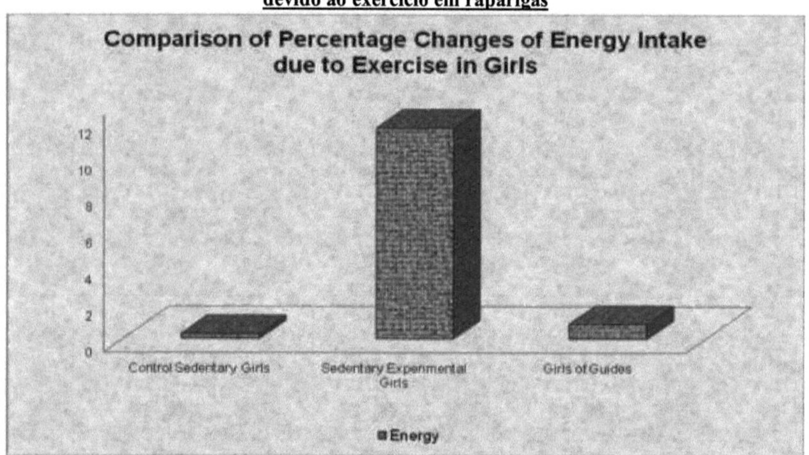

Fig. 5.8.5- Comparação das alterações percentuais nos parâmetros cardiovasculares cardiovasculares e eficiência física devido ao exercício em raparigas

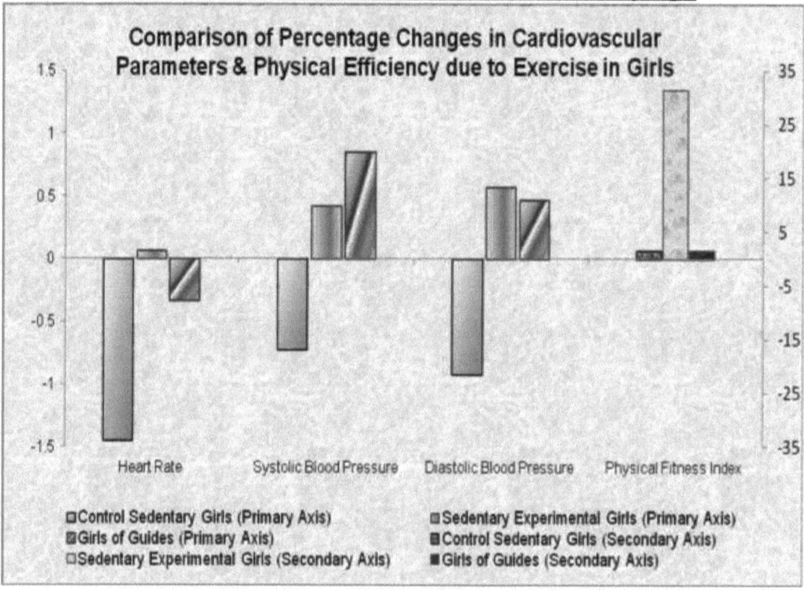

Secção IX - Equações de correlação e de regressão linear
Tabela 5.9.1 - Matriz de coeficientes de correlação entre diversas variáveis antropométricas

Categoria	BSA com PFI	BSA com FM	BSA com LBM	BSA com IMC
Escuteiros (EB)	0.209	0.749(*)	0.942(*)	0.96(*)

Guias das Raparigas (EG)	0.206	0.833(*)	0.95(*)	0.927(*)
Rapazes experimentais sedentários (SB)	0.31	0.508	0.925(*)	0.446
Raparigas experimentais sedentárias (SG)	0.41	0.484	0.735(*)	0.595
Controlo Rapazes sedentários (CB)	0.106	0.9(*)	0.896(*)	0.726(*)
Controlo Raparigas sedentárias (GC)	0.167	0.885(*)	0.93(*)	0.807(*)

(*) = Correlação forte

Assim, a partir da matriz de correlação da Tabela 5.9.1 acima, pode sugerir-se que, no caso dos rapazes, existe uma forte correlação positiva entre a BSA e a LBM. Em certa medida, também existe uma forte correlação entre a BSA e a FM, bem como o IMC em quase todos os grupos. Este facto está também em sintonia com outros estudos de investigação realizados anteriormente.

Tabela 5.9.2 - Matriz do coeficiente de correlação entre a FC de repouso e outras variáveis

Categoria	FC em repouso e PAS	FC de repouso e PAD	Descanso de RH e BSA	FC em repouso e IMC
Escuteiros (EB)	0.139	0.213	0.245	0.111
Guias das Raparigas (EG)	0.08	0.166	0.043	0.125
Rapazes experimentais sedentários (SB)	0.05	0.184	0.404	0.404
Raparigas experimentais sedentárias (SG)	0.04	0.173	0.58	0.461
Controlo Rapazes sedentários (CB)	0.393	0.562	0.09	0.015
Controlo Raparigas sedentárias (GC)	0.312	0.542	0.174	0.176

Mas, mais uma vez, parece haver muito pouca correlação entre a FC de repouso e outras variáveis, como a PAS, a PAD, a AST e o IMC, como se pode ver na matriz de correlação na Tabela 5.9.2.

Tabela 5.9.3 - Matriz de coeficientes de correlação entre o consumo de energia e outras variáveis

Categoria	Consumo de energia e PFI	Consumo de energia e Hb	Consumo de energia e Peso	Consumo de energia e IMC	Consumo de energia e FM	Consumo de energia e MCM
Escuteiros (EB)	0.013	0.38	0.75(*)	0.142	0.114	0.145
Guias das Raparigas (EG)	0.017	0.39	0.86(*)	0.125	0.266	0.108

Rapazes experimentais sedentários (SB)	0.061	0.081	0.78(*)	0.435	0.355	0.728(*)
Raparigas experimentais sedentárias (SG)	0.098	0.092	0.73(*)	0.517	0.558	0.718(*)
Controlo Rapazes sedentários (CB)	0.025	0.387	0.652	0.658	0.429	0.787(*)
Controlo Raparigas sedentárias (GC)	0.095	0.244	0.672	0.659	0.751(*)	0.52

(*) = Correlação forte

A Tabela 5.9.3 abaixo apresenta a matriz de correlação entre o consumo de energia e outras variáveis. Entre as variáveis no caso das raparigas experimentais sedentárias (GS), parece haver uma forte correlação entre o consumo de energia e o peso corporal, o IMC e a MCM e uma fraca correlação entre a FM e o consumo de energia. Isto pode dever-se ao hábito sedentário das raparigas e à sua diferente distribuição da gordura corporal, bem como à taxa metabólica. No caso dos rapazes sedentários de controlo (CB), parece existir uma forte correlação entre o consumo de energia e os níveis de Hb, bem como a MCM, enquanto existe uma fraca correlação entre o consumo de energia e o peso, o IMC e a FM. Nas raparigas sedentárias de controlo (GC), existe uma forte correlação entre o consumo de energia e a FM, enquanto existe uma fraca correlação entre o consumo de energia e o peso corporal, o IMC e a MCM.

Tabela 5.9.4 - Matriz do coeficiente de correlação entre Hb e outras variáveis

Categoria	Hb e PFI	Hb e peso	Hb e IMC	Hb e PAS	Hb e DBP	Hb e Repouso HR	Hb e consumo de energia
Escuteiros (EB)	0.151	0.238	0.345	0.088	0.148	0.227	0.338
Guias das Raparigas (EG)	0.06	0.263	0.361	0.093	0.155	0.296	0.239
Rapazes experimentais sedentários (SB)	0.122	0.126	0.126	0.36	0.085	0.242	0.081
Raparigas experimentais sedentárias (SG)	0.207	0.158	0.197	0.325	0.141	0.137	0.092
Controlo Rapazes sedentários (CB)	0.301	0.453	0.575	0.33	0.33	0.384	0.278

Controlo Raparigas sedentárias (GC)	0.285	0.021	0.434	0.215	0.18	0.195	0.244

Tabela 5.9.5 - Matriz do coeficiente de correlação entre PFI e outras variáveis

Categoria	PIFe IMC	PFIe Hb	PFIe LBM	PFIe HRrest	PFIe Consumo de energia
Escuteiros (EB)	0.087	0.051	0.134	0.352	0.513
Guias das Raparigas (EG)	0.147	0.06	0.142	0.413	0.417
Rapazes experimentais sedentários (SB)	0.062	0.662	0.723(*)	0.78(*)	0.884(*)
Raparigas experimentais sedentárias (SG)	0.029	0.552	0.62	0.531	0.593
Controlo Rapazes sedentários (CB)	0.123	0.098	0.017	0.687	0.217
Controlo Raparigas sedentárias (GC)	0.166	0.048	0.084	0.349	0.225

(*) = Correlação forte

De acordo com a matriz de correlação na Tabela 5.9.5, parece haver uma forte correlação entre o Índice de Aptidão Física e outras variáveis, tais como a hemoglobina, a LBM, a HRrest e a ingestão de energia apenas nos rapazes e raparigas experimentais sedentários (Grupo SB & SG). Os outros grupos, nomeadamente os Rapazes e Raparigas de Controlo (Grupos CB e CG) e o Grupo de Exercício dos Escuteiros e Guias (Grupo EB e EG), não apresentaram tal correlação. Isto pode dever-se ao facto de os grupos de controlo não terem feito qualquer exercício, enquanto os grupos de exercício já estavam em sintonia com o protocolo de exercício dos Escuteiros e Guias. Por outro lado, os grupos experimentais sedentários (Grupo SB & SG), que não se exercitavam anteriormente, começaram a fazer exercício regularmente.

Com a ajuda da correlação, foram desenvolvidas as seguintes equações de regressão linear para todos os grupos.

A - As equações de regressão linear da área de superfície corporal (BSA) com diferentes parâmetros estão tabuladas abaixo.

Tabela 5.9.6 - Equação de Regressão Linear do BSA com outras variáveis em rapazes sedentários de controlo (Grupos CB)

BSA	0.474	+ 0.032	IMC	BSA -	0.381	+0.025	LBM
-SE	(0.153)	(0.008)		SE	(0.12)	(0.003)	
BSA	0.1667	-0.003	PIF	BSA -	1.392	+0.03	FM

-	(0.159)	(0.006)		SE	(0.022)	(0.003)	
SE							

<u>Tabela 5.9.7 - Equação de Regressão Linear do BSA com outras variáveis em raparigas sedentárias de controlo (Grupo GC)</u>

BSA	1.401	- 0.002	PIF	BSA -	0.43	+ 0.026	LBM
-SE	(0.069)	(0.002)		SE	(0.074)	(0.002)	
BSA	0.75	+ 0.031	IMC	BSA -	1.115	+0.027	FM
-	(0.09)	(0.005)		SE	(0.027)	(0.003)	
SE							

<u>Tabela 5.9.8 - Equação de Regressão Linear do BSA com outras variáveis em rapazes experimentais sedentários (Grupo EB)</u>

BSA	1.727	- 0.004	PIF	BSA -	0.413	+ 0.025	LBM
-SE	(0.163)	(0.002)		SE	(0.069)	(0.002)	
BSA	1.604	-0.011	IMC	BSA -	1.135	+0.072	FM
-	(0.219)	(0.013)		SE	(0.08)	(0.02)	
SE							

<u>Tabela 5.9.9 - Equação de Regressão Linear do BSA com outras variáveis em raparigas experimentais sedentárias (Grupo EG)</u>

BSA	1.218	+0.003	PIF	BSA -	1.055	+ 0.009	LBM
-SE	(0.041)	(0.001)		SE	(0.039)	(0.001)	
BSA	1.011	+ 0.017	IMC	BSA -	1.387	-0.006	FM
-	(0.68)	(0.004)		SE	(0.025)	(0.003)	
SE							

<u>Tabela 5.9.10 - Equação de Regressão Linear de BSA com outra variável no Exercício dos Escuteiros (Grupo SB)</u>

BSA	1.575	- 0.002	PIF	BSA -	0.491 + 0.023	LBM
-SE	(0.136)	(0.002)		SE	(0.06)(0.001)	
BSA	1.184	+ 0.014	IMC	BSA -	0.897+0.154	FM
- SE	(0.259)	(0.015)		SE	(0.084)(0.025)	

<u>Tabela 5.9.11 - Equação de Regressão Linear do BSA com outra variável em raparigas praticantes de exercício físico de Guias (Grupo SG)</u>

BSA	1.299	+ 0.001	PIF	BSA -	0.641	+ 0.019	LBM
-SE	(0.151)	(0.002)		SE	(0.044)	(0.001)	
BSA	0.656	+ 0.02	IMC	BSA -	0.931	+0.066	FM
-	(0.053)	(0.002)		SE	(0.052)	(0.009)	
SE							

B - As equações de regressão linear dos diferentes parâmetros da ingestão de energia (EI) são apresentadas de seguida.

Tabela 5.9.12 - Equação de Regressão Linear da Ingestão Energética com outras variáveis em Rapazes Sedentários de Controlo (Grupo CB)

EI -	1.593	- 0.003	PIF	EI -	- 4.291	+0.448	Hb
SE	(0.607)	(0.002)		SE	(0.914)	(0.07)	
EI -	0.612	+0.04	Peso	EI -	0.917	+0.128	IMC
SE	(0.501)	(0.009)		SE	(0.526)	(0.29)	
EI -	1.171	+0.054	FM	EI -	-2.496	+0.086	LBM
SE	(0.172)	(0.023)		SE	(0.633)	(0.014)	

Tabela 5.9.13 - Equação de Regressão Linear da Ingestão Energética com outras variáveis em Raparigas Sedentárias de Controlo (Grupo GC)

EI -	1.618	- 0.009	PIF	EI -	2.779	-0.113	Hb
SE	(0.295)	(0.009)		SE	(1.168)	(0.092)	
EI -	0.607	+0.045	Peso	EI -	-0.744	+0.107	IMC
SE	(0.445)	(0.025)		SE	(0.492)	(0.01)	
EI -	0.505	+0.097	FM	EI -	-0.85	+0.063	LBM
SE	(0.164)	(0.017)		SE	(0.742)	(0.021)	

Tabela 5.9.14 - Equação de Regressão Linear da Ingestão Energética com outras variáveis em Rapazes Experimentais Sedentários (Grupo EB)

EI -	2.576	- 0.003	PIF	EI -	1.564	+0.056	Hb
SE	(0.638)	(0.008)		SE	(1.589)	(0.115)	
EI -	2.035	+0.007	Peso	EI -	1.186	+0.067	IMC
SE	(0.662)	(0.015)		SE	(0.801)	(0.46)	
EI -	1.623	+0.188	FM	EI -	2.23	+0.003	LBM
SE	(0.324)	(0.083)		SE	(0.675)	(0.017)	

Tabela 5.9.15 - Equação de Regressão Linear da Ingestão Energética com outras variáveis em raparigas experimentais sedentárias (Grupo GE)

EI -	1.582	- 0.007	PIF	EI -	0.859	0.036	Hb
SE	(0.417)	(0.01)		SE	(0.691)	(0.036)	
EI -	1.341	+0.062	Peso	EI -	0.957	+0.119	IMC
SE	(0.36)	(0.008)		SE	(0.32)	(0.017)	
EI -	0.316	+0.149	FM	EI -	1.553	+0.079	LBM
SE	(0.218)	(0.032)		SE	(0.402)	(0.011)	

Tabela 5.9.16 - Equação de Regressão Linear da Ingestão Energética com outras variáveis em Escoteiros praticantes de exercício físico (Grupo SB)

EI -	2.209	- 0.006	PIF	EI -	1.941 +0.018	Hb
SE	(0.37)	(0.001)		SE	(1.129)(0.083)	
EI -	2.32	-0.003	Peso	EI -	2.729-0.033	IMC
SE	(0.460)	(0.011)		SE	(0.689)(0.041)	
EI -	2.392	-0.062	FM	EI -	2.299-0.003	LBM
SE	(0.335)	(0.097)		SE	(0.472)(0.012)	

Tabela 5.9.17 - Equação de Regressão Linear da Ingestão Energética com outra variável em raparigas praticantes de exercício físico de Guias (Grupo GS)

EI -	2.831	- 0.001	PIF	EI -	0.674	0.161	Hb
SE	(1.055)	(0.016)		SE	(1.605)	(0.13)	
EI -	2.061	0.017	Peso	EI -	2.13	+0.019	IMC
SE	(0.94)	(0.023)		SE	(0.981)	(0.03)	
EI -	1.907	+0.149	FM	EI -	2.215	+0.015	LBM
SE	(0.62)	(0.108)		SE	(0.982)	(0.028)	

C - As equações de regressão linear dos diferentes parâmetros da hemoglobina (Hb) estão tabeladas abaixo.

Tabela 5.9.18 - Equação de Regressão Linear da Hemoglobina com outras variáveis em Rapazes Sedentários de Controlo (Grupo CB)

Hb -	11.386	+ 0.06	PIF	Hb -	15.442	- 0.03	HRRest
SE	(1.017)	(0.038)		SE	(1.199)	(0.014)	
Hb -	10.371	+0.049	Peso	Hb -	9.236	+0.196	IMC
SE	(1.035)	(0.019)		SE	(1.073)	(0.056)	
Hb -	16.643	-0.032	SBP	Hb -	17.882	-0.063	DBP
SE	(2.109)	(0.018)		SE	(2.239)	(0.029)	
Hb -	10.872	+1.382	EI				
SE	(0.387)	(0.217)					

Tabela 5.9.19 - Equação de Regressão Linear da Hemoglobina com outras variáveis em raparigas sedentárias de controlo (Grupo GC)

Hb -	11.747	+ 0.027	PIF	Hb -	11.28	+0.015	HRRest
SE	(0.621)	(0.018)		SE	(1.424)	(0.015)	
Hb -	12.787	-0.003	Peso	Hb -	13.566	- 0.047	IMC
SE	(1.293)	(0.029)		SE	(1.345)	(0.071)	
Hb -	10.084	+0.023	SBP	Hb -	15.024	- 0.032	DBP
SE	(2.391)	(0.021)		SE	(2.644)	(0.035)	
Hb -	13.354	- 0.524	EI				
SE	(0.608)	(0.426)					

Tabela 5.9.20 - Equação de Regressão Linear da Hemoglobina com outras variáveis em Rapazes Experimentais Sedentários (Grupo EB)

Hb -	13.112	+ 0.008	PIF	Hb -	14.992	- 0.016 (0.01)	HRRest
SE	(0.916)	(0.011)		SE	(0.813)		
Hb -	13.893	- 0.039	Peso	Hb -	13.893	-0.039	IMC
SE	(0.182)	(0.051)		SE	(0.182)	(0.051)	
Hb -	12.46	+0.012	SBP	Hb -	13.063	+0.01	DBP
SE	(1.608)	(0.014)		SE	(1.41)	(0.019)	
Hb -	13.509	+0.118	EI				
SE	(0.573)	(0.24)					

Tabela 5.9.21 - Equação de Regressão Linear da Hemoglobina com outras variáveis em raparigas experimentais sedentárias (Grupo EG)

Hb - SE	10.703 (1.047)	+ 0.036 (0.025)	PIF	Hb - SE	10.931 (1.353)	+0.014 (0.015)	HRRest
Hb - SE	12.317 (1.344)	- 0.002 (0.031)	Peso	Hb - SE	12.218 (1.172)	+0.024 (0.061)	IMC
Hb - SE	6.4 (2.451)	+0.031 (0.021)	SBP	Hb - SE	9.003 (1.877)	+0.043 (0.025)	DBP
Hb - SE	11.916 (0.506)	+0.235 (0.367)	EI				

Tabela 5.9.22 - Equação de Regressão Linear da Hemoglobina com outras variáveis em Escoteiros praticantes de exercícios físicos (Grupo SB)

Hb - SE	14.278 (0.794)	- 0.01 (0.012)	PIF	Hb - SE	14.768 (0.9)	- 0.014 (0.011)	HRRest
Hb - SE	12.286 (0.987)	+0.031 (0.023)	Peso	Hb - SE	10.727 (1.416)	+0.172 (0.084)	IMC
Hb - SE	14.598 (2.014)	- 0.008 (0.017)	SBP	Hb - SE	14.863 (1.509)	- 0.016 (0.02)	DBP
Hb - SE	13.433 (0.863)	+0.083 (0.083)	EI				

Tabela 5.9.23 - Equação de Regressão Linear da Hemoglobina com outra variável em raparigas praticantes de exercício físico de Guias (Grupo GS)

Hb - SE	12.404 (1.568)	+ 0.007 (0.023)	PIF	Hb - SE	11.863 (2.107)	+0.014 (0.028)	HRRest
Hb - SE	14.013 (1.396)	- 0.028 (0.034)	Peso	Hb - SE	14.044 (1.453)	-0.036 (0.044)	IMC
Hb - SE	14.223 (2.913)	+0.012 (0.025)	SBP	Hb - SE	11.268 (2.055)	+0.021 (0.027)	DBP
Hb - SE	11.895 (0.818)	+0.356 (0.289)	EI				

D - As equações de regressão linear da frequência cardíaca em repouso (FC_{rest}) com diferentes parâmetros estão tabeladas abaixo.

Tabela 5.9.24 - Equação de Regressão Linear da FCrest com outras variáveis em Rapazes Sedentários de Controlo (Grupos CB)

HRrest -SE	26.388 (26.31)	+ 0.481 (0.225)	SBP	HRrest - SE	5.332 (2.591)	+1.123 (0.331)	DBP
HRrest - SE	94.635 (27.064)	- 7.723 (17.039)	BSA	HRrest - SE	83.663 (16.785)	- 0.066 (0.874)	IMC

Tabela 5.9.25 - Equação de Regressão Linear da FCrest com outras variáveis em raparigas sedentárias de controlo (Grupo GC)

HRrest	14.323	- 0.435	SBP	HRrest	11.913	- 0.349	DBP

-SE	(12.75)	(0.271)				(10.134)(0.469)	
				SE			
HRrest	12.167	- 21.26	BSA	HRrest	10.889- 0.813		IMC
- SE	(9.082)	(14.53)		- SE	(8.314)(0.93)		

Tabela 5.9.26 - Equação de Regressão Linear da FCrest com outras variáveis em rapazes sedentários (Grupo EB)

HRrest	84.585	- 0.067	SBP	HRrest	52.998+0.321		DBP
-SE	(25.09)	(0.223)		- SE	(21.538)(0.246)		
HRrest	71.748	+4.399	BSA	HRrest	71.748+4.399		IMC
- SE	(2.557)	(1.659)		- SE	(2.557)(1.659)		

Tabela 5.9.27 - Equação de Regressão Linear da FCrest com outras variáveis em raparigas sedentárias (Grupo EG)

HRrest	96.692	- 0.042	SBP	HRrest	94.022	- 0.029	DBP
-SE	(25.35)	(0.22)		- SE	(18.919)(0.249)		
HRrest	72.992	-8.31	BSA	HRrest	76.665- 0.252		IMC
- SE	(27.49)	(1.487)		- SE	(11.446)(0.595)		

Tabela 5.9.28- Equação de Regressão Linear da HRrest com outra variável no Exercício dos Escuteiros (Grupo SB)

HRrest	57.296	+ 0.218	SBP	HRrest	53.313+0.382		DBP
-SE	(32.58)	(0.279)		- SE	(24.254)(0.315)		
HRrest	75.13	- 12.98	BSA	HRrest	77.731- 0.902		IMC
- SE	(23.22)	(6.325)		- SE	(24.404)(1.448)		

Tabela 5.9.29- Equação de Regressão Linear da HRrest com outra variável em raparigas praticantes de exercício físico de Guias (Grupo GS)

HRrest	65.775	+ 0.07	SBP	HRrest	61.873+0.16		DBP
-SE	(20.48)	(0.175)		- SE	(14.406)(0.189)		
HRrest	78.022	- 3.115	BSA	HRrest	75.233- 0.039		IMC
- SE	(19.14)	(0.312)		- SE	(10.335)(0.003)		

E - As equações de regressão linear do índice de aptidão física (PFI) com diferentes parâmetros são apresentadas em seguida.

Tabela 5.9.30- Equação de Regressão Linear do PFI com outras variáveis em Rapazes Sedentários de Controlo (Grupos CB)

PFI -	30.609 - 0.224		IMC	PFI -	27.483	- 0.015	HRRest

SE	(6.105) (0.325)				SE	(2.317)(0.031)		
PFI -	22.841 +0.263		Hb		PFI -	26.494- 0.014		LBM
SE	(6.626) (0.482)				SE	(1.039)(0.143)		
PFI -	26.494 - 0.014		EI					
SE	(1.039) (0.143)							

Tabela 5.9.31- Equação de Regressão Linear do PFI com outras variáveis nas raparigas sedentárias de controlo (Grupo GC)

PFI -	42.061	- 0.59	IMC		PFI -	22.053	+0.112	HRRest
SE	(12.249)	(0.639)			SE	(4.674)(0.055)		
PFI -	34.315	- 0.257	Hb		PFI -	27.464	+0.108	LBM
SE	(13.336)	(0.985)			SE	(7.647)(0.235)		
PFI -	32.505	- 0.386	EI					
SE	(2.247)	(0.305)						

Tabela 5.9.32- Equação de Regressão Linear do PFI com outras variáveis em Rapazes Experimentais Sedentários (Grupo EB)

PFI -	37.576	+ 2.071	IMC		PFI -	24.199	+0.709	HRRest
SE	(33.50)	(1.95)			SE	(6.37)	(0.098)	
PFI -	22.544	- 10.75	Hb		PFI -	11.752	+1.686	LBM
SE	(16.76)	(1.88)			SE	(9.314)	(0.249)	
PFI -	28.973	- 3.716	EI					
SE	(1.991)	(0.303)						

Tabela 5.9.33- Equação de Regressão Linear do PFI com outras variáveis em raparigas experimentais sedentárias (Grupo EG)

PFI -	38.635	+ 0.086	IMC		PFI -	26.071	+0.169	HRRest
SE	(7.664)	(0.404)			SE	(3.224)	(0.037)	
PFI -	60.299	- 1.578	Hb		PFI -	24.05	+0.475	LBM
SE	(7.336)	(0.572)			SE	(4.872)	(0.14)	
PFI -	43.243	- 1.013	EI					
SE	(1.052)	(0.187)						

Tabela 5.9.34- Equação de Regressão Linear do PFI com outra variável no Exercício dos Escuteiros (Grupo SB)

PFI -	54.411	+ 0.616	IMC		PFI -	66.688	- 0.139	HRRest
SE	(22.317)	(1.324)			SE	(13.557)	(0.162)	
PFI -	25.72	- 2.239	Hb		PFI -	76.499	- 0.282	LBM
SE	(35.951)	(2.636)			SE	(15.091)	(0.374)	
PFI -	66.179	- 0.43	EI					
SE	(12.813)	(5.78)						

Tabela 5.9.35- Equação de Regressão Linear do PFI com outra variável no Exercício das Raparigas das Guias (Grupo SG)

PFI -	57.314	+ 0.279	IMC		PFI -	73.561	- 0.502	HRRest
SE	(12.428)	(0.375)			SE	(16.453)(0.221)		

PFI -	59.876	+0.511	Hb		PFI -	57607+0.256	LBM
SE	(22.004)	(1.70.4)			SE	(12.416)(0.355)	
PFI -	67.054	- 0.22	EI				
SE	(7.187)	(2.541)					

PFI -	59.876	+0.511	Hb		PFI -	57607+0.256	LBM
SE	(22.004)	(1.70.4)			SE	(12.416)(0.355)	
PFI -	67.054	- 0.22	EI				
SE	(7.187)	(2.541)					

Capítulo 6
DISCUSSÃO

A atividade física moderada habitual pode ser benéfica para evitar a acumulação excessiva de gordura durante a infância e a adolescência e justifica uma investigação mais aprofundada sobre a importância da atividade física para evitar a tendência crescente da obesidade infantil.

Os benefícios da atividade física têm sido enaltecidos ao longo da história ocidental, mas só na segunda metade deste século é que se começaram a acumular provas científicas que sustentam estas crenças. Na década de 1970, já existia informação suficiente sobre os efeitos benéficos do exercício vigoroso na aptidão cardiorrespiratória para que o American College of Sports Medicine (ACSM), a American Heart Association (AHA) e outras organizações nacionais começassem a emitir recomendações de atividade física para o público. Estas recomendações centravam-se geralmente na resistência cardiorrespiratória e especificavam períodos sustentados de atividade física vigorosa envolvendo grandes grupos musculares e com uma duração mínima de 20 minutos mais dias por semana. À medida que a compreensão dos benefícios de uma atividade menos vigorosa foi aumentando, as recomendações seguiram o mesmo caminho. Durante os últimos anos, o ACSM, o CDC, a AHA, o PCPFS e o NIH recomendaram a atividade física regular e de intensidade moderada como uma opção para as pessoas que fazem pouco ou nenhum exercício. Os objectivos da *Healthy People 2000* para a saúde da nação reconheceram a importância da atividade física e incluíram objectivos de atividade física. *As Diretrizes Dietéticas para os Americanos* de 1995, a base dos programas do governo federal relacionados com a nutrição, incluíam orientações de atividade física para manter e melhorar o peso - 30 minutos ou mais de atividade física de intensidade moderada em todos ou na maioria dos dias da semana. Na base destas recomendações está uma compreensão crescente da forma como a atividade física afecta a função fisiológica. O corpo responde à atividade física de formas que têm efeitos positivos importantes nos sistemas músculo-esquelético, cardiovascular, respiratório e endócrino. Estas alterações são consistentes com uma série de benefícios para a saúde, incluindo a redução do risco de mortalidade prematura e dos riscos de doença coronária, hipertensão, cancro do cólon e diabetes mellitus. A participação regular na atividade física também parece reduzir a depressão e a ansiedade, melhorar o humor e aumentar a capacidade de realizar tarefas diárias ao longo da vida. Os riscos associados à atividade física também devem ser considerados. Os problemas de saúde mais comuns que têm sido associados à atividade física são as lesões músculo-esqueléticas, que podem ocorrer com quantidades excessivas de atividade ou com o início repentino de uma atividade para a qual o corpo não está condicionado. Problemas de saúde associados muito mais graves (por exemplo, enfarte do miocárdio, morte súbita) são também muito mais raros, ocorrendo principalmente entre pessoas sedentárias com doença aterosclerótica avançada que praticam uma atividade extenuante à qual não estão habituadas. As pessoas sedentárias, especialmente as que têm problemas de saúde pré-existentes, que desejam aumentar a sua atividade física, devem, por conseguinte, atingir gradualmente o nível de atividade desejado. Mesmo entre as pessoas regularmente activas, o risco de enfarte do miocárdio ou de morte súbita aumenta um pouco durante o esforço físico, mas o risco global destes resultados é inferior ao das pessoas sedentárias. Nas últimas décadas, registou-se um declínio global da aptidão física, mas esse declínio não se verifica em todo o espetro de testes. Desde a década de 1970, registou-se um declínio de 4-5% por década no desempenho em testes de resistência cardiovascular, mas não se verificou qualquer declínio nos testes de potência e velocidade. A aptidão física é um marcador essencial da saúde em qualquer idade, mas os testes de aptidão física não estão a ser amplamente utilizados como parte da avaliação do estado de saúde, nem em adultos nem em crianças. Existem muito poucos relatórios sobre os resultados dos testes de aptidão física em crianças asiáticas, em parte porque a importância destes testes só recentemente foi reconhecida, e em parte devido à falta de infra-estruturas e de recursos humanos adequados. Existem diferenças substanciais entre os países no que respeita à aptidão física e ao declínio do desempenho na Ásia. Historicamente, uma criança pesada era considerada uma criança saudável e havia uma aceitação generalizada do conceito de que "maior é melhor". Hoje em dia, essas percepções estão a mudar face às provas de que a obesidade na infância está associada a uma vasta gama de complicações de saúde graves e a um risco acrescido de doença prematura. Para além do risco acrescido de se tornarem adultos com excesso de peso, as crianças com excesso de peso são frequentemente diagnosticadas com, pelo menos, um fator de risco adicional para doenças cardiovasculares, como pressão arterial elevada ou colesterol elevado. Além disso, a diabetes tipo 2 é cada vez mais frequente em crianças pequenas, sendo a falta de exercício físico e uma alimentação pouco saudável alguns dos factores de risco típicos. Podem surgir outras complicações de saúde, incluindo problemas nas articulações e dificuldades respiratórias. Para além destes problemas físicos, há uma série de potenciais problemas de saúde psicológica que também estão associados às crianças com excesso de peso e obesas. Estas crianças sofrem muitas vezes de má autoimagem, baixa auto-confiança e até depressão - todos estes problemas de saúde podem ser transmitidos à adolescência e à vida adulta.

Dos resultados, pode ver-se que, durante a experiência, o peso corporal do grupo CB diminuiu 0,37% e os grupos SB e EB aumentaram 2,78% e 0,12%, respetivamente. O ganho de peso para os grupos CG, SG e EG é de 0,30%, 2,17% e 0,30%, respetivamente. Os ganhos de peso para qualquer um dos grupos não são significativos, com exceção do grupo SB. A mesma caraterística foi observada nos casos de Área de Superfície Corporal (BSA), em que o ganho em SB, EB, CG, SG & EG é de 1,44%, 0,71%, 0,75%, 0,75% & 0,01% & e Índice de Massa Corporal (BMI), em que o ganho em CB, SB, EB, CG, SG & EG é de 0,26%, 2,87%, 4,82%, 2,31%, 2,31% & 0,79%, respetivamente.

A percentagem de gordura diminuiu no EB, EG e SG, mas todos os outros grupos mostraram um aumento da percentagem de gordura, embora todos estes aumentos e diminuições não sejam significativos, à exceção do grupo SG, onde a diminuição é estatisticamente significativa. Este facto é verdadeiro no caso da diminuição da massa gorda (FM) e do índice de massa gorda (FMI), e do aumento da massa isenta de gordura (FFM) e do índice de massa isenta de gordura (FFMI). Isto indica que, sem alterar muito o hábito alimentar ou a quantidade de ingestão de nutrientes, é possível alterar o nível de gordura no corpo de um indivíduo apenas com o exercício. Assim, pode dizer-se que o exercício físico pode ser benéfico para o corpo, no que diz respeito ao teor de gordura do corpo. Este, por sua vez, também afecta a massa corporal magra (MCM), que é a parte útil do corpo durante o trabalho. Como se pode ver nos quadros 5.7.1 e 5.8.1, todos os grupos aumentaram o nível de massa magra. Este facto sugere que, se a prática regular de exercício físico pode melhorar a capacidade de trabalho de uma pessoa, um dos processos para o conseguir é através da melhoria da sua massa corporal magra. Uma vez que o número de músculos é fixo, a prática regular de exercício físico pode ajudar a desenvolver os músculos em volume.

Quando consideramos a Massa Corporal Magra (MCM) dos grupos, verifica-se que a MCM aumentou em todos os grupos, especialmente no grupo SB e SG, onde se verificou ser significativo. Os grupos SB e SG estavam a receber uma nutrição adequada, o que pode ser avaliado a partir das Tabelas 5.7.4 e 5.8.4, podendo sugerir-se que, na melhoria do físico, o exercício por si só pode contribuir muito, mas o contributo nutricional também desempenha um papel de participação muito eficaz.

Quando consideramos os parâmetros fisiológicos, como a hemoglobina (Hb), podemos observar um aumento não significativo em todos os grupos. O aumento da hemoglobina no CB, SB e EB é de 0,38%, 2,31% e 0,51%, respetivamente. O ganho no referido parâmetro no GC, SG e EG é de 1,27%, 0,74% e 0,37%, respetivamente. No entanto, todas estas alterações no teor de hemoglobina não são estatisticamente significativas, exceto no grupo EB, onde se verificou um aumento significativo.

No caso da ingestão de nutrientes, verificou-se um aumento da ingestão em todos os grupos, exceto no Grupo CB, onde a ingestão de vitamina B1 diminuiu 1,07%. As alterações nos grupos CB, EB, CG e EG não são estatisticamente significativas. No entanto, regista-se um aumento significativo no caso dos grupos SB e SG. O mesmo se verificou no caso da ingestão total de energia, em que todos os grupos registaram um aumento da ingestão, em comparação com o nível pré-experimental. Estes aumentos na ingestão, como se mostra nas Tabelas 5.7.4 e 5.8.4, devem-se provavelmente à mudança na quantidade de exercício efectuada pelos grupos durante a experiência, em comparação com o nível de exercício a que estavam habituados no início do estudo. Uma vez que o nível de exercício não foi alterado no caso do CB, EB, CG & EG, a alteração na ingestão de energia não foi significativamente maior, o que aconteceu no caso do SB & SG. Quando comparamos os parâmetros cardiovasculares de todos os grupos, encontrámos um resultado muito seguro. No caso do SB e do GC, a FCrest e a tensão arterial diminuíram. Embora estes parâmetros não tenham sido estatisticamente significativos, e embora seja muito cedo para fazer previsões, estes factos permitem concluir que a prática regular de exercício físico também ajuda a manter o corpo fisiologicamente em forma. Embora todos os outros grupos tenham mostrado um aumento em todos os parâmetros cardiovasculares, um estudo mais longo com o mesmo protocolo de exercício pode provar estatisticamente que este tipo de sessões regulares de exercício são realmente úteis para o desenvolvimento do sistema cardiovascular.

O Índice de Aptidão Física (PFI) de todos os grupos foi efectuado através do método Harvard Step Test [111, 112]. Os grupos de controlo, i.e., CB & CG, mostraram um aumento não significativo. Quando considerámos os grupos de exercício de rapazes e raparigas, i.e., Escuteiros e Guias, podemos ver que também não mostraram qualquer sinal de aumento significativo no Índice de Aptidão Física. Mas quando considerámos os grupos sedentários de rapazes e raparigas, ou seja, SB e SG, observámos um aumento significativo nas suas pontuações de PFI. A razão por detrás destes resultados pode ser a influência do exercício regular. Os grupos EB e EG, apesar de fazerem exercício regularmente, não apresentaram um aumento significativo, talvez porque estes grupos já faziam exercício regularmente no início do estudo. Por outro lado, os grupos sedentários não praticavam qualquer tipo de exercício no início do estudo e realizavam regularmente os exercícios programados durante o período de estudo, pelo que apresentaram um aumento significativo da aptidão física.

A partir do estudo, observou-se que existe uma forte correlação entre o BSA e o IMC nos rapazes sedentários de controlo e nos escuteiros. Esta correlação nos rapazes sedentários experimentais é fraca. O consumo de energia e o peso têm uma correlação muito forte nos rapazes sedentários experimentais e nos escuteiros. No grupo dos rapazes sedentários de controlo, a correlação entre estes parâmetros é fraca. Verificou-se também que, nos rapazes sedentários experimentais, o PFI tem uma correlação muito forte com a MCM, a FCRest e o consumo de energia. A ingestão de energia tem uma correlação muito forte com o peso, nos rapazes sedentários experimentais e nos escuteiros. Tem uma correlação muito forte com a MCM nos rapazes sedentários experimentais e nos rapazes sedentários de controlo.

A partir do estudo, também se observou que existe uma forte correlação entre a BSA e o IMC no controlo das raparigas sedentárias e dos guias. A correlação entre os mesmos parâmetros nas Raparigas Experimentais Sedentárias não é tão forte. A ingestão de energia e o peso têm uma correlação muito forte nas raparigas sedentárias experimentais e nas Guias. A correlação entre estes parâmetros é fraca no grupo das Raparigas Sedentárias de Controlo. A correlação entre o PFI é fraca quando considerada com os parâmetros físicos, fisiológicos, cardiovasculares e também com o PFI. A ingestão energética tem uma correlação muito forte com o peso, nas Raparigas Experimentais Sedentárias e nas Guias. Tem uma correlação muito forte com a MCM nas Raparigas Experimentais Sedentárias.

RESUMO E CONCLUSÃO

Com o desenvolvimento da civilização, a importância de estar em boa forma física e de ter um bom físico começou a ser apreciada por toda a gente. A sociedade atual preocupa-se cada vez mais com a boa forma física, de modo a manter-se saudável e a ter uma figura esbelta, elegante e atlética. Vários estudos provaram, sem margem para dúvidas, que a boa forma física dos indivíduos depende de um trabalho físico de rotina efectuado regularmente. Este pode ser realizado individualmente ou em grupo. A importância da atividade em grupo tem sido apreciada em todo o mundo. Muitas organizações de jovens praticam exercício físico regular como parte do seu programa. Os escuteiros e os guias são uma das instituições pioneiras em todo o mundo que tem como objetivo produzir indivíduos autónomos e fisicamente aptos que possam trabalhar para o melhoramento da sociedade. Mas, até à data, pouco ou nenhum estudo científico foi feito para descobrir se estes programas de treino são adequadamente formulados para melhorar o estado físico e fisiológico dos jovens rapazes e raparigas dos Escuteiros e Guias de Bharat, ou seja, se estes programas de treino são realmente benéficos ou não para os rapazes e raparigas em crescimento.

Este estudo tem como objetivo avaliar se um programa regular de exercício físico de tipo lúdico, como o realizado pelos escuteiros e guias, é benéfico para o crescimento e desenvolvimento de rapazes e raparigas em comparação com os seus homólogos sedentários. O estudo foi realizado com o objetivo de observar o efeito benéfico, caso exista, do exercício físico organizado, como o dos escuteiros e guias, sobre as condições físicas e fisiológicas e compará-las com as dos homólogos sedentários e induzidos pelo exercício. Este estudo tinha também como objetivo avaliar o estado físico e fisiológico dos rapazes e raparigas em crescimento, bem como avaliar o consumo de energia e o nível de eficiência física, através do estudo do seu estado nutricional e desempenho físico.

Para este estudo, foram incluídos no estudo rapazes e raparigas indianos saudáveis, com idades compreendidas entre os 13 e os 15 anos, sem qualquer doença ou antecedentes de anomalias cardio-respiratórias ou hormonais, lesões nos membros ou qualquer tipo de doença prolongada, que não tomassem qualquer medicamento durante um período prolongado e que não tomassem qualquer medicamento que afectasse o crescimento muscular ou ósseo, bem como a eficiência física, provenientes da população da Staff Colony of Eastern Railway Workshop, Kanchrapara, Nadia, Bengala Ocidental, Índia.

Além disso, foi também incluído no estudo um grupo de escuteiros e guias de Bharat Scouts & Guides, Eastern Railway State, Kanchrapara, Nadia, West Bengal, Índia. Os voluntários foram divididos em 3 (três) grandes grupos - 1) Controlo sedentário (sem imposição de qualquer programa de exercício).

2) Escuteiros e Guias que fazem o seu trabalho programado regularmente nos últimos 5 anos e

3) Grupos experimentais sedentários (aos quais foi imposto o protocolo de exercício dos Escuteiros e Guias). O Grupo Experimental Sedentário foi submetido ao mesmo protocolo de exercício que o dos Escuteiros e Guias. Os escuteiros e os guias continuaram com o mesmo protocolo durante todo o período de estudo. Este procedimento foi seguido durante seis meses para avaliar o efeito do exercício físico regular organizado imposto ao grupo experimental inicialmente desorganizado, em comparação com os seus homólogos sedentários.

Comparação do estado pré e pós-experimental do Peso e índice de massa corporal em rapazes de três grupos

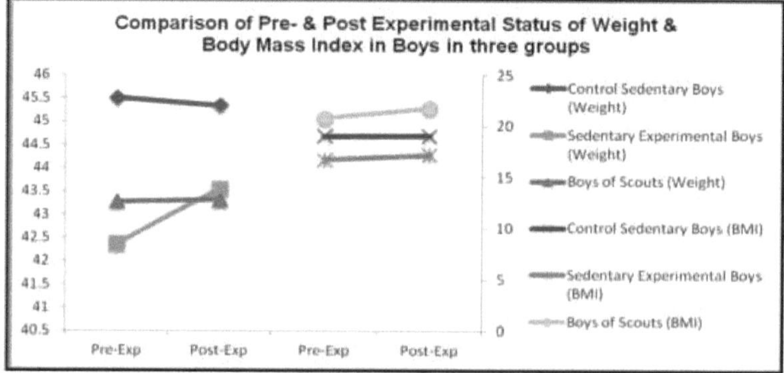

Os resultados, que foram aqui apresentados sob a forma de gráficos de linhas (Fig. 7.1), revelaram que os ganhos de peso dos rapazes sedentários de controlo e dos escuteiros não são significativos. O aumento de peso para o grupo de Rapazes Experimentais Sedentários é de 2,78, o que é estatisticamente significativo. A mesma caraterística foi observada nos casos da Área de Superfície Corporal (ASC) e do Índice de Massa Corporal (IMC) (Fig. 7.1), dos quais o aumento do IMC nos grupos de rapazes experimentais sedentários é estatisticamente significativo. O mesmo facto foi observado na % de gordura, LBM e FM. Também se observou que existe uma forte correlação entre a BSA e o IMC nos rapazes sedentários de controlo e nos escuteiros. Esta correlação nos rapazes sedentários experimentais é fraca. O consumo de energia e o peso têm uma correlação muito forte nos rapazes sedentários experimentais e nos escuteiros. Existe uma fraca correlação entre estes parâmetros no grupo de controlo dos rapazes sedentários.

<u>Comparação do estado pré e pós-experimental do</u>
<u>Índice de aptidão física e hemoglobina em rapazes</u>

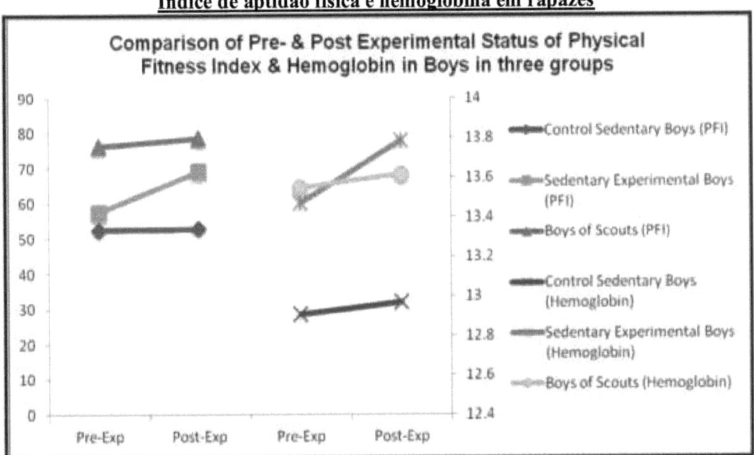

Quando consideramos os parâmetros fisiológicos, como a hemoglobina (Hb), podemos observar um aumento não significativo em todos os grupos de rapazes, exceto nos escuteiros, onde o aumento é estatisticamente significativo. A hemoglobina não tem uma boa correlação com nenhum dos parâmetros de composição corporal ou parâmetros cardiovasculares ou índice de aptidão física. Os grupos de controlo, bem como os escuteiros, mostraram um aumento no índice de aptidão física que não foi significativo. Mas quando consideramos os rapazes experimentais sedentários, observámos um aumento significativo nas suas pontuações de PFI (Fig. 7.3). O aumento do índice de aptidão física nos rapazes experimentais sedentários é de 2,73%, o que é estatisticamente significativo. Também se verificou que, nos rapazes sedentários experimentais, o PFI tem uma correlação muito forte com a LBM, a FCRest e a ingestão de energia.
A ingestão de nutrientes e, consequentemente, a ingestão total de energia, também aumenta em quase todos os grupos. Mas o aumento da ingestão de nutrientes e de energia é significativo nos rapazes experimentais sedentários, em que o exercício foi induzido durante o curso do estudo. O aumento da ingestão de energia nos rapazes experimentais sedentários é de 8,02%. A ingestão de energia tem uma correlação muito forte com o peso, nos rapazes sedentários experimentais e nos escuteiros. Tem uma correlação muito forte com a MCM nos rapazes sedentários experimentais e nos rapazes sedentários de controlo. Quando comparamos os parâmetros cardiovasculares de todos os grupos, encontrámos um resultado muito seguro. No caso de alguns grupos, a FCrest e a tensão arterial diminuíram, embora a alteração não seja estatisticamente significativa.

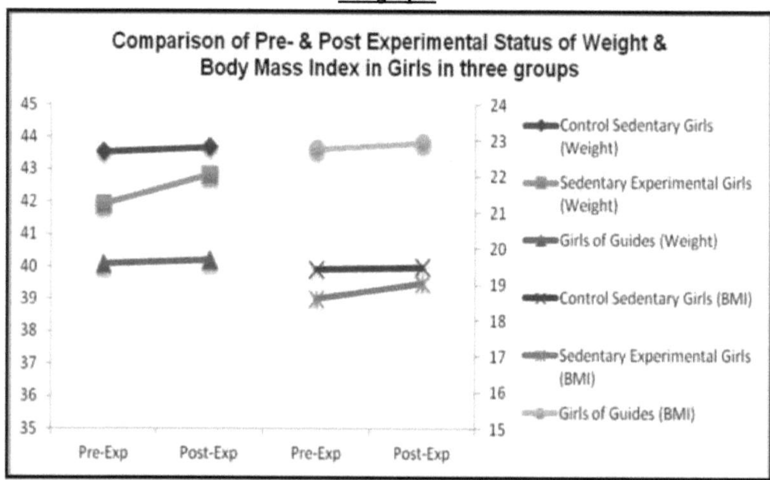

Os resultados que foram apresentados aqui como gráficos de linhas (Fig. 7.2) revelaram que os ganhos de peso para as Raparigas Sedentárias de Controlo e os Guias não são significativos. O aumento de peso para o grupo das Raparigas Experimentais Sedentárias é de 2,17%, o que é estatisticamente significativo. A mesma caraterística foi observada nos casos da Área de Superfície Corporal (BSA) e do Índice de Massa Corporal (BMI) (Fig. 7.2). No caso das raparigas experimentais sedentárias, a diminuição da % de gordura e da FM é significativa; enquanto que o aumento da LBM e da FFM também é estatisticamente significativo. . Também se observou que existe uma forte correlação entre a BSA e o IMC nas raparigas sedentárias de controlo e nas Guias. A correlação entre os mesmos parâmetros nas raparigas sedentárias experimentais não é tão forte. A ingestão de energia e o peso têm uma correlação muito forte nas raparigas sedentárias experimentais e nas Guias. A correlação entre estes parâmetros é fraca no grupo das Raparigas Sedentárias de Controlo.

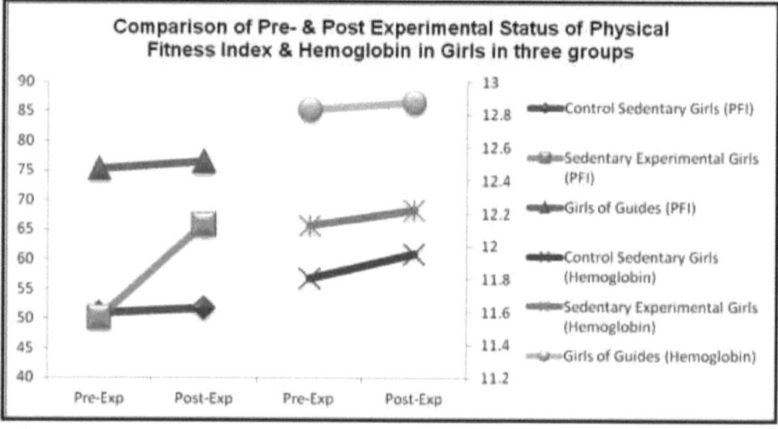

No caso dos três grupos de raparigas, quando consideramos os parâmetros fisiológicos, como a hemoglobina (Hb), podemos observar um aumento não significativo nos três grupos. A hemoglobina tem uma correlação fraca com os parâmetros de composição corporal, parâmetros cardiovasculares e também com o índice de aptidão física. Os grupos de controlo, bem como os Guias, mostraram um aumento no Índice de Aptidão Física que não foi significativo. Mas quando consideramos as raparigas experimentais sedentárias, observámos um aumento significativo nas suas pontuações de PFI (Fig. 7.4). O aumento do índice de aptidão física nas raparigas experimentais sedentárias é de 31,29%, o que é estatisticamente significativo. A correlação entre o PFI é fraca quando considerada com os parâmetros físicos, fisiológicos e cardiovasculares e também com o PFI.

Tal como no caso dos rapazes, nas raparigas, a ingestão de nutrientes e, consequentemente, a ingestão total de energia, também aumenta em quase todos os grupos. Mas o aumento da ingestão de nutrientes e de energia é significativo, de forma semelhante, apenas nas raparigas experimentais sedentárias, em que o exercício foi induzido durante o curso do estudo. O aumento da ingestão de energia nas raparigas experimentais sedentárias é de 11,59%. A ingestão de energia tem uma correlação muito forte com o peso, nas raparigas experimentais sedentárias e nos guias. Tem uma correlação muito forte com a massa muscular nas raparigas experimentais sedentárias. Quando comparamos os parâmetros cardiovasculares de todos os grupos, encontrámos um resultado muito seguro. No caso de alguns grupos, a FCR e a tensão arterial diminuíram, embora a alteração não seja estatisticamente significativa.

A partir do estudo, verificamos que tanto os rapazes como as raparigas em idade de crescimento beneficiaram de sessões regulares de exercício sistemático organizado. Mas, se compararmos os rapazes e as raparigas, a partir das alterações percentuais em diferentes parâmetros, é evidente que as alterações nas raparigas são mais pronunciadas. Isto deve-se provavelmente ao facto de, na nossa sociedade indiana, os rapazes serem mais privilegiados do que as raparigas, em termos de suplementação alimentar, possibilidade de praticar exercício físico regular, etc. Este tipo de estudo obrigou a apoiar as raparigas com um tipo de nutrição quase semelhante e com a mesma possibilidade de praticar exercício físico.

A partir deste estudo, podemos concluir que o hábito de fazer exercício físico regular é muito mais benéfico na modulação da composição corporal e de vários outros parâmetros fisiológicos em qualquer indivíduo, o que não é possível com a prática de exercício intermitente. A indução de exercícios regulares também é benéfica para melhorar o nível de eficiência física de uma pessoa. Juntamente com o exercício regular, o apoio simultâneo da nutrição ajuda em grande medida o crescimento e o desenvolvimento de rapazes e raparigas.

Este estudo também mostra que a prática regular de exercício físico, mesmo de tipo lúdico, como o programa de exercícios dos escuteiros e guias, ajuda a facilitar o crescimento físico e o desenvolvimento de jovens em idade de crescimento. Para além disso, este estudo mostra também que a prática de exercícios regulares, mesmo de tipo lúdico, pode também melhorar a ingestão de alimentos e nutrientes devido a uma maior necessidade dos mesmos no organismo do indivíduo que pratica o exercício, o que é também benéfico para o crescimento e o desenvolvimento. Também se pode dizer que, se lhes for dada uma oportunidade, as raparigas podem igualar os rapazes no ritmo de crescimento e desenvolvimento.

REFERÊNCIAS

Malina RM, Little BB, Buschang PH: Estimativa da composição corporal e da força, e desempenho motor de rapazes rurais cronologicamente subnutridos no Sul do México. Em *Human Growth, Physical Fitness and Nutrition*. Editado por Shephard RJ, Parizkova J. Karger, Basel; 1991: 119-132.

Parizkova J: Crescimento humano, aptidão física e nutrição em várias condições ambientais. *Med Sport Sci* 1991, 31: 1-18.

Martorell R, Khan LK, Hughes ML, Grummer-Srawn LM: Excesso de peso e obesidade em crianças em idade pré-escolar de países em desenvolvimento. *Inter J Obes* 2000, 24: 959-967.

De Onis M, Blossnet M: Prevalência e tendências do excesso de peso nas crianças em idade pré-escolar nos países em desenvolvimento. *Am J Clin Nutr* 2000, 72: 1032-1039.

05) De Onis M, Monteiro C, Acre J, Clugston G: The worldwide magnitude of protein-energy malnutrition: an overview from WHO Global Database on Child Growth. [www.who. int/whosis/cgrowth/bulletin.htm,2002 Acedido em 14.10.2014]

Organização Mundial de Saúde: *Estratégias globais sobre alimentação, atividade física e saúde*. OMS, Genebra, Suíça; 2004.

Puoane T, Steyn K, Bradshaw D, Laubscher R, Fourie J, Labert V, Mbananga N: Obesidade na África do Sul: o inquérito demográfico e de saúde sul-africano. *Obes Res* 2002, 10: 1038-1048.

Ministério da Saúde: *South Africa demographic health and health survey 1998*. Departamento de Saúde, Conselho de Investigação Médica, Pretória, África do Sul; 1998.

Mamabolo RL, Kruger HS, Lennox A, Monyeki MA, Pienaar AE, Underhay C, Czlapka-Matyasik M: Habitual physical activity and body composition of black township adolescents residing in the North-West Province South Africa. *Public Health Nutr* 2007, 10(10): 1047-1057.

Van Rooyen JM, Kruger HS, Huisman HW, Shutte AE, Malan NT, Schutte R: Early cardiovascular changes in 10- to 15-year-old stunted children: the transition and health during urbanization in South Africa in children study. *Nutr* 2005, 21(7): 808-814.

Pi-Sunyer FX: Obesidade e diabetes em negros. *Diab Care* 1990, 13: 11441149.

West KM: Excesso de peso e cancro. *Ann Intern Med* 1978, 9: 29-48.

Yip R, Scanion K, Trowbridge F: Improving growth status of Asian refugee children in the United States (Melhorar o estado de crescimento das crianças refugiadas asiáticas nos Estados Unidos). *JAMA* 1992, 267: 937-940.

Lobstein T, Baur L, Uauy R: Obesidade em crianças e jovens: uma crise na saúde pública. *Obes Rev* 2004, 5(Suppl 1, no.1): 4-104.

Erikson E: *Identidade, juventude e crise*. Norton, Nova Iorque; 1968.

Neerpal R, Renu R: Meaning in life and psychological well-being in preadolescents and adolescents (Sentido da vida e bem-estar psicológico em pré-adolescentes e adolescentes). *J Indian Acad Appl Psychol* 2007, 33(1): 3138.

Saris WH, Blair SN, Van Baak MA, Eaton SB, Davies PS, Di Pietro L, Fogelholm M, Rissauen A, Schoeller D, Swinborn B, Tremblay A, Westerterp KR, Wyatt H: How much physical activity is enough to prevent unhealthy weight gain? Resultados da IASO 1st Stock Conference e declaração de consenso. *Obes Rev* 2003, 4: 101-114.

Kelder SH, Perry CL, Lytle LL: Longitudinal tracking of adolescent smoking, physical activity, and food choice behaviors. *Am J Publ Health* 1994, 84: 1121-1126.

Malina RM, Bauchard C, Bar-Or O: *Growth, Maturation, and Physical Activity (Crescimento, Maturação e Atividade Física)*. 2ª edição. Human Kinetics, Champaign, IL; 2004.

Donnelly JE, Smith B, Jacobsen MJ, Kirk MJ, Dubose K, Hyder M, Bailey B, Washburn R: The role of exercise for weight loss and maintenance (O papel do exercício na perda e manutenção de peso). *Best Pract Res Clin Gastroenterol* 2004, 18: 1009-1029.

Blair SN, Cheng Y, Holder JS: Será a atividade física ou a aptidão física mais importante na definição dos benefícios para a saúde? *Med Sci Sport Exerc* 2001, 33(Suppl 6): S370-S399.

Kvaavik E, Klep KI, Tell GS, Meyer HE, Batty GD: Aptidão física e atividade física aos 13 anos de idade como preditores de factores de risco de doenças cardiovasculares aos 15, 25, 33 e 40 anos de idade: acompanhamento alargado do estudo dos jovens de Oslo. *Pediatr* 2009, 123(1): e80-e86.

Zahner L, Puder JJ, Roth R, Schmid M, Guldimann R, Puhse U, Knopfli M, BraunFahrlander C,

Marti B, Kriemler S: Um programa de atividade física escolar para melhorar a saúde e a condição física de crianças com 613 anos de idade ("Kinder-Sportstudie KISS"): conceção de um ensaio controlado aleatório. *BMC Public Health* 2006, 6: 147.

Kovacs VA, Fajcsak Z, Gabor A, Martos E: O programa de exercício escolar melhora a aptidão física, a composição corporal e o perfil de risco cardiovascular em crianças com excesso de peso/obesas. *Ata Physiol Hungarica* 2009, 96(3): 337-347.

Perry CL, Stone EJ, Parcel GS, Ellison RC, Nader PR, Webber LS, Luepker LV: Promoção da saúde cardiovascular com base na escola: o ensaio para a saúde cardiovascular da criança e do adolescente (CATCH). *J. School Health* 1990, 60: 406-413.

Twisk JW, Kemper HC, Van Mechelen W: The relationship between physical fitness and physical activity during adolescence and cardiovascular risk factors at adult age: the Amsterdam growth and health longitudinal study. *Int J Sport Med* 2002, 23(Suppl 1): S8-S14.

Bovet P, Shamlaye C, Gabriel A, Riesen W, Paccaud F: Prevalência de factores de risco cardiovascular num país de rendimento médio e custo estimado da estratégia de tratamento. *BMC Public Health* 2006, 6: 9.

Myers J, Kaykha A, George S, Abella J, Zaheer N, Lear S, Yamazaki T, Froelicher V: Fitness versus padrões de atividade física na previsão da mortalidade nos homens. *Am J Med* 2004, 117: 912-918.

Williams PT: Physical fitness and activity as separate heart disease risk factors: a meta-analysis. *Med Sci Sports Exerc* 2001, 33:754-761.

Beunnen CL: Idade biológica na investigação pediátrica do exercício desportivo. Em *Advances in Pediatric Sport Sciences*. III edição. Human Kinetics, Champaign, III, EUA; 1989.

Malina RM, Buschang PH: Crescimento, força e desempenho motor de crianças Zatopec, Oaxaca, México. *Hum Bio* 1985, 57:163-181.

Kruger R, Kruger HS, MacIntyre UE: Os factores determinantes do excesso de peso e da obesidade entre as crianças de 10 a 15 anos da Província do Noroeste, África do Sul - o estudo THUSA BANA (Transição e Saúde durante a Urbanização da África do Sul; BANA, Crianças). *Pub Health Nutr* 2004, 9(3):351-358.

Ding Z, Jiang J, Xu J: Prejuízo da obesidade na capacidade aeróbica das crianças. *Chinese J Ped* 1990, 28(6):341-343.

Artero EG, Espana-Romero V, Ortega FB, Jiménez-Pavon D, Ruiz JR, Vicente-Rodriguez G, Bueno M, Marcos A, Gomez-Martinez S, Gonzalez-Gross M, Moreno LA, Gutiérrez A, Castillo MJ: Health-related fitness in adolescents: underweight, and not only overweight, as an influence fator The AVENA study. *Scandinavian J Med Sci Sport* 2010, 20(3):418-427.

Mararey AM, Daniels LA, Boulton TJ, Cockingto RA: Previsão da obesidade no início da idade adulta a partir da obesidade infantil e parental. *Int J Obes* 2003, 27:505-513.

Jerum A, Melnyk BM: Effectiveness of interventions to prevent obesity and obesity-related complications in children and adolescents (Eficácia das intervenções para prevenir a obesidade e as complicações relacionadas com a obesidade em crianças e adolescentes). *Pediatr Nurs* 2001, 27(6):606-610.

Nutrição dos Adolescentes: A Review of the Situation in Selected South-East Asian Countries, pp - v - vii.

De, AK, Debnath, PK, Dey, NK, Nagchaudhuri, J: Desempenho respiratório e testes de força de preensão em rapazes de escolas indianas com diferentes níveis socioeconómicos. *Brit J Sports Med* 1980 Aug, Vol. 14, Nos 2 & 3: 145-148.

Nutrition and Physical Performance in school age children, Nutrition Foundation of India, Nova Deli, julho de 2009; pp - 1 - 3.

Varo JJ, Martinez-Gonzalez MA, De Irala-Estevez J, Kearney J, Gibney M, Martinez JA: Distribuição e factores determinantes dos estilos de vida sedentários na União Europeia. *Int J Epidemiol* 2003, 32: 138-146.

Bargh JA, Gollwitzer PM: The Automated Will: Nonconscious Activation and Pursuit of Behavioral Goals (Ativação não consciente e prossecução de objectivos comportamentais). *Journal of Personality and Social Psychology* 2001, Vol. 81. No. 6: 1014-1027.

Plotnikoff, RC, McCargar, LJ, Wilson, PM, Loucaides, CA: Efficacy of an E-mail intervention for the promotion of physical activity and nutrition behavior in the workplace context. *American Journal of Health Promotion* 2005, 19: 422-429.

Scouting for Boys (Primeira edição publicada). Londres, Windsor House, Bream's Buildings,

E.C.: Horace Cox (impressor para <u>C.A. Pearson</u>). janeiro-março de 1908. pp. seis parcelas de aproximadamente 70 páginas cada.

Spence, JC, Lee, RE: Para um modelo abrangente de atividade física. *Psicologia do Desporto e do Exercício* 2003, 4: 7-24.

Organização Mundial de Saúde: *Estatísticas mundiais de saúde 2006*. OMS, Genebra, Suíça; 2006.

Departamento de Saúde e Serviços Humanos dos EUA. Physical Activity and Health (Atividade Física e Saúde): A Report of the Surgeon General. Atlanta, GA: U.S. Department of Health and Human Services, Centers for Disease Control and Prevention, National Center for Chronic Disease Prevention and Health Promotion, 1996.

Van Heuvelen MJM, Kempen GIJM, Brouwer WH, de Greef MHG: Physical fitness related to disability in older persons. *Gerontology. Secção de Ciências Comportamentais* 2000, 46: 333-341.

Bransby, ER, Burn, JL, Magee, HE, MacKecknie, DM: Effect of certain social conditions on the health of school children. *BMJ* 1946 Nov: 767.

Abramson, E, Ernest, E: Altura e peso dos rapazes de uma escola secundária de Estocolmo, 1950, e uma comparação com investigações anteriores. *Ata. Paediatrica (Upsala)*, 1954, 43(3): 235-46.

Scott, JA: Report on the heights and weights (and other measurements) of school pupils in the county of London in 1959 (Relatório sobre a altura e o peso (e outras medidas) dos alunos das escolas do condado de Londres em 1959). London: County Council, 1961.

Keys, A, Bozek, J, Henschel, A, Taylor, HL: Biology of Human Starvation. 1950, Vol. 1. Oxford Univ. Press. Capítulos 15, 20, 27 e 34.

Areskog, NH, Selinus, R, Vahliquist, B: Capacidade de trabalho físico e estado nutricional em crianças e jovens adultos do sexo masculino da Etiópia. *Am J Clin Nutr* 1969, 22: 471-79.

Bisht, DB, Krishnamurthy, M: 1972. Tolerância ao exercício e capacidade de trabalho na desnutrição primária. *Indian Heart J* 1972, 24: 352-64.

Ram, R: Handbook of Camping and Hiking. 1997 (Out), The Bharat Scouts and Guides, National Headquarters, New Delhi.

Varela-Silva, MI, Kim, H, Bogin, B: <u>Indicadores de saúde e aptidão física entre crianças maias e ladinas da Guatemala no século XX.</u> *American Journal Of Human Biology* 2014 Mar, Volume: 26, Edição: 2: 284-285.

Bandyopadhyay, B, Chattopadhyay, H: Body fat in urban and rural male college students of Eastern India (Gordura corporal em estudantes universitários urbanos e rurais do Leste da Índia). *American Journal of Physical Anthropology*, 1981 Jan, <u>Volume 54, Número 1:</u> 119-122.

<u>Davis AM</u>, <u>Boles RE</u>, <u>James RL</u>, <u>Sullivan DK</u>, <u>Donnelly JE</u>, <u>Swirczynski DL</u>, <u>Goetz J</u>: Health behaviors and weight status among urban and rural children (Comportamentos de saúde e estado de peso entre crianças urbanas e rurais). *Rural Remote Health* 2008 Apr-Jun; 8(2): 810.

Milanese, C, Bortolami, O, Bertucco, M, Verlato, G, Zancanaro, C: Anthropometry and Motor Fitness in Children aged 6-12 Years. *J. Hum. Sport Exerc*, 2010, Vol V, No II: 265-279.

Haroonrashid M Hattiwale, Maniyar, SA, Das, KK, Dhundasi, SA: Papel do índice de massa corporal no índice de aptidão física em dois grupos etários diferentes de jovens saudáveis do sexo masculino do interior norte de Karnataka, Índia. *Al Ameen J Med Sci* 2008, 1(1): 50-54.

Andreasi, V, Michelin, E, Rinaldi, AEM, Burini, RC: Aptidão física e associações com medidas antropométricas em escolares de 7 a 15 anos. *J Pediatr (Rio J)* 2010, 86(6): 497-502.

Nutrition and Physical Performance in school age children, Nutrition Foundation of India, Nova Deli, julho de 2009; pp - 1 - 3.

Associação Americana do Coração. Medical/scientific statement on exercise: benefits and recommendations for physical activity for all Americans. *Circulation* 2005, 112:71-5.

Organização Mundial de Saúde. A atividade física e os jovens, (<u>www.who.int.org</u>). Acedido em 28⁽março⁾, 2014.

Organização Mundial de Saúde (2008). A atividade física e os jovens. (<u>www.who.int.org</u>) Acedido em 15⁽março⁾, 2014.

Bechtel LJ: An analysis of the relationship among selected attitudinal, demographic and behavioural variables and the self-reported alcohol use behaviours of Pennsylvania adolescents. *J Alcohol, Drug & Addict* 1992, 37:83-93.

Carnethon MR: Prevalence of low fitness in the US population of adolescents and adults (Prevalência de baixa condição física na população americana de adolescentes e adultos). *J Am*

Med Assoc 2005, 294: 2981-8.

Pate RR, Pratt M, Bair SN, Haskell WI, Macera C, Bouchard C et al: Physical activity and public health: A recommendation from the Centers for Disease Control and prevention and the American College of Sports Medicine. *J Am Med Assoc* 1995, 328: 402-7.

Trost SGR, Pate RR, Sallis JF: Age and gender differences in objectively measured physical activity in youth. *Med Sci in Sports and Med* 2001, 33: 350-4.

Kimm SY, Glynn NW, Kriska AM, Fitzgerald SL, Aaron DJ, Similo SL, McMohan RP, Barton BA: Longitudinal changes in physical activity in a biracial cohort during adolescence. *Med Sc in Sports* 2000, 32:1445-53.

Thompson AM, Baxter-Jones ADG, Mirwald DA, Bailey DA: Comparison of physical activity in male and female children: does maturation matter. *Med Sci in Sports and Med* 2003, 35:1684-90.

Warburton DE, Nicol CW, Bredin SS: Benefícios da atividade física para a saúde: as provas. *CMAJ* 2006, 174(6):801-809.

Lee IM, Skerrett PJ: Physical activity and all-cause mortality: what is the dose-response relation? *Med Sci Sports Exerc* 2001, 33(6 Suppl): S459- 471; discussão S493-454.

Pate RR: Physical activity and health: dose-response issues (Atividade física e saúde: questões de dose-resposta). *Res Q Exerc Sport* 1995, 66(4):313-317.

Goran MI, Treuth MS: Gasto energético, atividade física e obesidade em crianças. *Pediatr Clin North Am* 2001, 48(4):931-953.

Wells JC, Ritz P: Physical activity at 9-12 months and fatness at 2 years of age. *Am J Hum Biol* 2001, 13(3):384-389.

Sibley BA, Etnier JL: A relação entre atividade física e cognição em crianças: uma meta-análise. *Pediatric Exercise Science* 2003, 15:243-256.

Boreham C, Riddoch C: The physical activity, fitness and health of children. *J Sports Sci* 2001, 19(12):915-929.

Wedderkopp N, Froberg K, Hansen HS, Riddoch CJ, Andersen LB: Agregação de factores de risco cardiovascular em crianças e adolescentes com baixa aptidão física: The European Youth Heart Study (EYHS). *Pediatric Exercise Science* 2003, 15:419-427.

Diabetes tipo 2 em crianças e adolescentes. Associação Americana de Diabetes. *Pediatrics* 2000, 105(3 Pt 1):671-680.

Boreham C, Twisk J, Neville C, Savage M, Murray L, Gallagher A: Associações entre a aptidão física e os padrões de atividade durante a adolescência e os factores de risco cardiovascular na idade adulta jovem: o Northern Ireland Young Hearts Project. *Int J Sports Med* 2002, 23 Suppl 1:S22-26.

Bass SL: Os anos pré-púberes: uma fase de crescimento excecionalmente oportuna em que o esqueleto é mais reativo ao exercício? *Sports Med* 2000, 30(2):73-78.

Telama R, Yang X, Viikari J, Valimaki I, Wanne O, Raitakari O: Physical activity from childhood to adulthood: a 21-year tracking study. *Am J Prev Med* 2005, 28(3):267-273.

Janz KF, Dawson JD, Mahoney LT: Tracking physical fitness and physical activity from childhood to adolescence: the muscatine study. *Med Sci Sports Exerc* 2000, 32(7):1250-1257.

Malina RM: Tracking of physical activity and physical fitness across the lifespan. *Res Q Exerc Sport* 1996, 67(3 Suppl):S48-57.

Trudeau F, Laurencelle L, Shephard RJ: Tracking of physical activity from childhood to adulthood. *Med Sci Sports Exerc* 2004, 36(11):1937- 1943.

Lobstein T, Baur L, Uauy R: Obesity in children and young people: a crisis in public health. *Obes Rev* 2004, 5 Suppl 1:4-104.

Janssen I, Katzmarzyk PT, Boyce WF, Vereecken C, Mulvihill C, Roberts C, Currie C, Pickett W: Comparação da prevalência do excesso de peso e da obesidade em jovens em idade escolar de 34 países e a sua relação com a atividade física e os padrões alimentares. *Obes Rev* 2005, 6(2):123-132.

Cole TJ, Bellizzi MC, Flegal KM, Dietz WH: Estabelecimento de uma definição padrão para o excesso de peso e a obesidade infantil a nível mundial: inquérito internacional. *BMJ* 2000, 320(7244):1240-1243.

Flodmark CE, Lissau I, Moreno LA, Pietrobelli A, Widhalm K: Novas perspectivas no domínio da obesidade das crianças e dos adolescentes: a perspetiva europeia. *Int J Obes Relat Metab Disord* 2004, 28(10):1189-1196.

Dietz WH: Health consequences of obesity in youth: childhood predictors of adult disease.*Pediatrics* 1998, 101(3 Pt 2):518-525.

Rosenbaum M, Leibel RL: Fisiopatologia da obesidade infantil. *Adv Pediatr* 1988, 35:73-137.

Lasheras L, Aznar S, Merino B, Lopez EG: Factores associados à atividade física entre os jovens espanhóis através do Inquérito Nacional de Saúde. *Prev Med* 2001, 32(6):455-464.

Sallis JF: Age-related decline in physical activity: a synthesis of human and animal studies. *Med Sci Sports Exerc* 2000, 32(9):1598-1600.

Washington RL, Bernhardt DT, Gomez J, Johnson MD, Martin TJ, Rowland TW, Small E, LeBlanc C, Krein C, Malina R *et al*: Organized sports for children and preadolescents (Desportos organizados para crianças e pré-adolescentes). *Pediatrics* 2001, 107(6):1459- 1462.

Kopelman, PG: A obesidade como um problema médico. *Nature,* 404: 435-543 (2000).

Woods, SC, Strubbe, JH: A psicobiologia das refeições. *Psychonomic Bull. Rev.* 1994, 1: 141-155.

Flynn, M, Scott, T, Pritchard, T, Plata-Salaman, C: Modo de ação da proteína OB (leptina) na alimentação. *Am. J. Physiol.* 1998, 275: R174-R179.

Schwartz, MW, Woods, SC, Porte (Jr.), D, Seeley, RJ, Baskin DG: Central Nervous System Control of Food Intake. *Nature* 2000, 404: 661671.

Choudhary S, Mishra CP, Shukla K P: Estado nutricional das raparigas adolescentes na zona rural de Varanasi. *Indian Journal of Preventive and Social Medicine* 2003, 34(1&2): 53-61.

Khan, A: Adolescents and reproductive health in Pakistan (Adolescentes e saúde reprodutiva no Paquistão): A literature review. Research Report No. 11, Population Council, 2000.

Deshmukh, PR, Gupta, SS, Bharambe, MS, Dongre, AR, Maliye, C, Kaur, S, Garg, BS: Estado nutricional dos adolescentes na zona rural de Wardha. *Indian Journal of Pediatrics* 2006, 73(2): 139-141.

Medhi, GK, Hazarika, NC, Mahanta, J: Estado nutricional dos adolescentes entre os trabalhadores dos jardins de chá. *Indian Journal of Pediatrics* 2007, 74(4): 343-347.

Saibaba, A, Mohan Ram, M, Ramana Rao, GV, Uma Devi, Syamala, TS: Estado nutricional das raparigas adolescentes dos bairros de lata urbanos e o impacto da IEC nos seus conhecimentos e práticas nutricionais. *Indian Journal of Community Medicine* 2002, 27(4).

Acharya, A, Reddaiah, VP, Baridalyne, N: Nutritional status and menarche in adolescent girls in an urban resettlement colony of South Delhi, *Indian Journal of Community Medicine* 2006, 31(4).

Mosteller RD: Cálculo simplificado da área de superfície corporal. *N Engl J Med* 1987 Oct 22, 317(17): 1098.

DuBois D, DuBois EF: Uma fórmula para estimar a área de superfície aproximada se a altura e o peso forem conhecidos. *Arch Int Med* 1916, 17: 863-871.

Durnin JVGA, Womersley J: Body fat assessed from total body density and its estimation from skinfold thickness: measurements on 481 men and women aged from 16 to 72 years. *Br J Nutrition* 1974, 32: 77-97.

Block G: Uma revisão das validações dos métodos de avaliação dos regimes alimentares. *Am J Epidemiol* 1982, 115: 492-505.

Hartman AM, Block G: Métodos de avaliação dietética dos macronutrientes. In: Micozzi MS, Moon TE, Eds. Macronutrients investigating their role in Cancer. Nova Iorque Marcel Dekker Inc. 1992: 87-124.

Brouha L, Health CW, Graybiel A: Step test simple method for measuring physical fitness for hard muscular work in adult men. *Rev Canadian Biol* 1943: 2:86.

Ryhming I: Um teste de passos de Harvard modificado para a avaliação da aptidão física. *Arbeitsphysiologie* 1953, 15(3): 235-50.

Sloan AW: Um teste do degrau de Harvard modificado para mulheres. *J Appl Physiol* 1959 Nov, 14: 985-6.

Garfinkle PE, Garner DM: Anorexia Nervosa. *Brunner/Mazel* 1982, Nova Iorque.

Monotype HJ: O teste do degrau de Harvard e a capacidade de trabalho. *Rev Can Biol* 1953 Mar, 11(5): 491-9.

Reedy JD, Saiger GL, Hosler RH: Avaliação do teste do degrau de Harvard em relação a factores de altura e peso. *Int Z Angew Physiol* 1958, 17(2): 115-9.

Meyers CR: Um estudo sobre a fiabilidade do teste do degrau de Harvard. *Res Q* 1969 May, 40(2): 423.

Keen EN, Sloan AW: Observações sobre o teste do degrau de Harvard. *J Appl Physiol* 1958 Sep,

13(2): 241-3.

Christian JL, Greger JL: Nutrition for Living. *Benjamin/Cummings* 1994 Redwood City, CA.

Powers SK, Howley ET: Fisiologia do exercício: Theory and Application to Fitness and Performance. *3rd Edition, Brown & Benchmark, Dubuque, IA* 1997 334. (Trabalho original publicado em 1990)

Keys A, Brozek J: Body fat in adult man (Gordura corporal no homem adulto). *Physiol Rev* 1953 Jul, 33(3): 245-325.

Buskirk E, Taylor HL: Consumo máximo de oxigénio e sua relação com a composição corporal, com especial referência à atividade física crónica e à obesidade. *J Appl Physiol.* 1957 Jul, 11(1): 72-78.

Zwiren L, Skinner JS, Buskirk, ER: Utilização da densidade corporal e de várias equações de dobras cutâneas para estimar pequenas reduções da gordura corporal. *J.Sports Med* 1973, 13: 213-8.

Sprynarova S, Parizkova J: Capacidade funcional e composição corporal em levantadores de peso de topo, nadadores, corredores e esquiadores. *Int Z angew Physiol* 1971, 29: 184-194.

Malina RM, Little BB, Buschang PH: Estimativa da composição corporal e da força de rapazes rurais cronicamente subnutridos no sul do México. Em Human Growth, *Physical Fitness and Nutrition, editado por R. J. Shephard e J. Parizkova (Basileia: Karger)* 1991: 119-132.

Kitagawa K, Miyashita M, Yamamoto K: Consumo máximo de oxigénio, composição corporal e desempenho na corrida em jovens adultos japoneses de ambos os sexos. *Japanese Journal of Physical Education* 1977, 21: 335-340.

Astrand PO: In: Aspectos nutricionais do desempenho físico. *Mouton & Comp., Países Baixos*, 1972, 1.

Lohman TG: Metodologia da composição corporal em medicina desportiva. *The Physician and Sportsmedicine* 1982, 10(12): 47-58.

Lohman TG, Roche AF, Martorell R: Anthropometric Standardization Reference Manual, *Human Kinetics Books, Chicago* 1998: 75.

Trotter M: In: Body measurement and human nutrition. *Ed. J. Brozek, Wayne University Press* 1956: 36.

Holliday MA, Potter D, Jarrah A, Bearg S: A relação da taxa metabólica com o peso corporal e o tamanho dos órgãos. *Pediatr Res* 1967, 1(3): 185-195.

Parizkova J: Crescimento composicional em relação à atividade metabólica. *XII Congresso Internacional de Pediatria, Cidade do México, Actas* 1968, 1: 32.

Ganeriwal SK, Sen SC: Altura de passo para mulheres indianas no Harvard Step Test. *Ind J Med Sci* 1970 Feb, 24(2): 71-3.

Das KK, Dhundasi SA: Aptidão física: um estudo longitudinal entre crianças muçulmanas de Bijapur (Karnataka). *Ind J Physiol Pharmacol* 2001 Oct, 45(4): 457-62.

Das S et al: Determinação do PFI com HST modificado em homens e mulheres jovens. *Ind J Physiol and Allied Sci* 1993 Apr, 47(2): 73-76.

Choudhuri D, Choudhuri S, Kulkarni VA: Physical fitness: a comparative study between students of residential (Sainik) and non-residential schools (aged 12-14 years). *Ind J Physiol Pharmacol* 2002 Jul, 46(3): 328-32.

Siri WE: Composição corporal a partir dos espaços fluidos e da densidade: Análise de métodos. In: Techniques of measuring body composition. *Academia Nacional de Ciências, Conselho Nacional de Investigação, Washington, D.C.* 1961: 223-224.

Das D, Das A: Estatística em Biologia e Psicologia. *Academic Publishers, Calcutá* 1998: 17.

Gopalan C, Ramasastri BV, Balasubramanium SC: Nutritive value of India foods. *ICMR, Hyderabad* 2004.

Bailey KV, Ferro-Luzzi A: Use of body mass index of adults in assessing individual and community nutritional status. *Boletim. OMS* 1995, 73, 673. www.who. int/reproductivehealth/publications/msm_98_3/msm_98_3_13. html em 7 de junho de 2007.

Ferro-Luzzi A, Sette S, Fraklin M: Uma abordagem simplificada da avaliação da deficiência energética crónica em adultos. *Eur J Clin Nutr* 1992, 46: 173.

James WPT, Ferro-Luzzi A, Waterlow JC: Definição de deficiência energética crónica em adultos. *Eur J Clin Nutr* 1988, 42: 969.

James WPT, Mascie-Taylor GNN, Norgan G, Bristrian BR, Shetty P, Ferro-Luzzi A: O valor das medições do perímetro do braço na avaliação da deficiência energética crónica em adultos do

Terceiro Mundo. *Eur J Clin Nutr* 2005, 48: 883.

Lee RD, Nieman DC: Nutritional Assessment. *MacGraw-Hill Publication* 2003: pp-157.

McArdle WD, Katch FI, Katch VL: Fisiologia do Exercício - Energia, Nutrição e Desempenho Humano. *5th ed. EUA, Lippincott Williams & Wilkins* 2000.

Estado físico - utilização e interpretação da antropometria. *Órgão Mundial de Saúde Série de relatórios técnicos* 1995, 854.

http://www.who.int/bmi/index.jsp?introPage=Intro_6.html em 7 [th] de junho de 2007.

Rao G, Yadav R, Dolla CK, Kumar S, Bhondeley MK, Ukey M: Undernutrition and childhood morbidities among tribal preschool children. *Ind J Med Res* 2005, 122: 43.

Rolland-Cachera MF: Composição corporal na adolescência: Methods, limitations and determinants. *Hormone Res* 1993, 39: 25.

Shetty PS, James WPT: Índice de massa corporal: A measure of chronic energy deficiency in adults. *Food and Nutrition Paper No. 56,* 1994, Roma: FAO.

Organização Mundial de Saúde. Measuring change in nutritional status. *Genebra: Organização Mundial de Saúde,* 1983: 64.

Jackson AS, Pollock ML: Generalized equation for prediction body density of Men. *Br. J Nutr* 1978, 40: 497.

Kuriyan R, Kurpad VA: Prediction of total body muscle mass from simple anthropometric measurements in young Indian males. *Ind J Med Res* 2004, 119: 121.

Smith DP, Boyce RW: Prediction of body density and lean body weight in females 25 to 37 years old. *A. J Clin Nutr* 1977 Apr, 30: 560-564.

Arnold F, Parasuraman S, Arokiasamy P, Kothari M: Nutrição na Índia. National Family Health Survery (NFHS-3), Mumbai, Índia. *Instituto Internacional de Ciências da População: Calverton, Maryland, EUA, ICF Macro* 2005-06.

Nutrient requirements and recommended dietary allowances for Indians A Report of the Expert Group of the Indian Council of Medical Research, 2009, National Institute of Nutrition, Indian Council of Medical Research, Jamia-Osmania PO, Hyderabad - 500 6042, ÍNDICE Observações introdutórias do Presidente.

Appenzeller, O. (1989): Medicina desportiva: Fitness, Training, Injuries. (3ª Edição) 1-7, Urban & Schwarzenbergerg, Baltimore.

PUBLICAÇÕES E APRESENTAÇÕES

Publicação:

Arnab Chatterjee, A.M. Chandra, A.K. Dasgupta & N. Sadhu (1997): Physical & Physiological status of Scouts and Guides: Um estudo comparativo. Ind.J.Physiol. & Allied Sci., 51: 16-22.

Apresentações:

Arnab Chatterjee, A.M. Chandra & A.K. Dasgupta (1994): Pre-Game Carbohydrate Loading and its Effect on Performance: A study on Intake Concentration, Proc. 81st Ind.Sci.Cong. Parte III, 1.

Arnab Chatterjee, A.M. Chandra, A.K. Dasgupta & N. Sadhu (1995): Physical & Physiological status of Scouts and Guides: Um estudo comparativo. Proc. 82nd Ind.Sci.Cong. Parte III, 12.

A.M. Chandra, Rama Bandyopadhyay & Arnab Chatterjee (1998): Body composition and its response to food intake and exercise. Proc. 85th Ind.Sci.Cong. Part-III, 16-17.

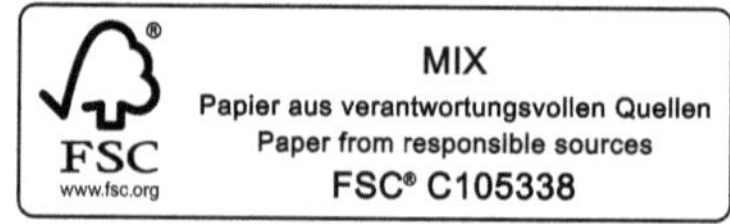

Printed by Books on Demand GmbH, Norderstedt / Germany